U0331484

Therapeutic Guidelines：Oral and Dental

治疗指南：**口腔疾病分册**

（原著第 2 版）

（澳大利亚）治疗指南有限公司　组织编写
Therapeutic Guidelines Limited

冯婉玉　宋荣景　高承志　等译

化学工业出版社

·北京·

图书在版编目（CIP）数据

治疗指南. 口腔疾病分册/澳大利亚治疗指南有限公司组织编写；冯婉玉等译. —北京：化学工业出版社，2018.4

书名原文：Therapeutic Guidelines: Oral and Dental

ISBN 978-7-122-31704-9

Ⅰ.①治…　Ⅱ.①澳…　②冯…　Ⅲ.①常见病-治疗 ②口腔疾病-治疗　Ⅳ.①R45

中国版本图书馆CIP数据核字（2018）第047435号

Therapeutic Guidelines: Oral and Dental，Version 2/by Therapeutic Guidelines Limited

ISBN 978-0-9808253-1-2

Copyright © 2012 by Therapeutic Guidelines Limited. All rights reserved.

Authorized translation from the English language edition published by Therapeutic Guidelines Limited.

本书中文简体字版由Therapeutic Guidelines Limited授权化学工业出版社独家出版发行。

本版本仅限在中国内地（不包括中国台湾地区和香港、澳门特别行政区）销售，不得销往中国以外的其他地区。未经许可，不得以任何方式复制或抄袭本书的任何部分，违者必究。

北京市版权局著作权合同登记号：01-2015-7945

责任编辑：邱飞婵　杨燕玲　王金生　梁静丽　张文虎
责任校对：宋　夏
装帧设计：关　飞

出版发行：化学工业出版社（北京市东城区青年湖南街13号
　　　　　邮政编码100011）
印　　刷：北京京华铭诚工贸有限公司
装　　订：北京瑞隆泰达装订有限公司
787mm×1092mm　1/32　印张8　彩插1　字数162千字
2018年6月北京第1版第1次印刷

购书咨询：010-64518888（传真：010-64519686）
售后服务：010-64518899
网　　址：http://www.cip.com.cn
凡购买本书，如有缺损质量问题，本社销售中心负责调换。

定　　价：42.00元　　　　　　　　版权所有　违者必究

《口腔疾病分册》翻译人员

冯婉玉　宋荣景　高承志

陈　月　司　霞　刘博宇

译者的话

合理用药是临床工作的永恒主题。推进合理用药除需要理论共识和法规引导外，还要有技术的支持。虽然临床医学和药学有很多可参考的资料，但在具体的临床诊疗实践、医疗质量管理、成本效益分析及医疗保险管理等工作中，各种治疗指南/用药指南有其独特作用，所以世界各国对此均很重视。国家卫生计生委专门公布了抗菌药物临床应用指导原则，其他由学会或卫生行政等部门发表的各种指南也日益增多。

在治疗指南领域，澳大利亚的《治疗指南》系列有重要影响。该指南已有近40年的历史，覆盖抗生素、心血管、消化、呼吸、内分泌、神经内科和皮肤病等10多个学科（指南中涉及与之相关的内容均以分册书名表示）。《治疗指南》丛书由澳大利亚治疗指南有限公司（Therapeutic Guidelines Limited，TGL）组织编写发行。该公司是非营利的，独立于政府和官方机构，并不接受制药企业的任何赞助和广告，以避免影响其独立性和公正性。该公司多年来已形成完整的编写体系，如选题策划、编写组建立、编写规范、专家审核、信息反馈与修订完善等。由于其公正科学、学科覆盖宽、连续性好（《抗生素分册》已发行15版）、更新较快等特点，对澳大利亚的合理用药起到重要推动作用。其中，《抗生素分册》（第10版）中译本于2000年在中国出版，2006年，化学工业出版社引进并出版了丛书的全部10个分册，得到国内临床界好评。为全面了解国外经验，我们将TGL最新版本的治疗指南翻译成《治疗指南》丛书（共14个分册）出版。

治疗指南的目的是为医生提供可信度高的及公正的信息，指南并不要求医生该做或不能做什么，只是为医生提供一套可选择的基本治疗方案。在临床处理复杂情况时，本指南仅供参考。同时，任何治疗指南都有很强的地域性，如抗生素使用与耐药情况、剂量和用法、药品价格、药品质量以至药品管理法规都可能有很大差异，因此本丛书的指导原则和具体用法仅供参考，临床工作中必须结合我国和本地区具体情况恰当应用。

感谢澳大利亚治疗指南公司对中译本顺利出版的大力支持与合作。对参与本丛书翻译、审校、出版和发行的所有专家和朋友致以诚挚的感谢。

李大魁

2017年8月

治疗指南有限公司资源

完整电子版治疗指南（*eTG complete*）

完整电子版治疗指南（*eTG complete*）是治疗指南有限公司的核心产品，专为使用计算机或移动设备的人群设计。通过在线网络、CD或者下载获得的*eTG complete*包括治疗指南有限公司出版的所有指南的最新版本、相关文献、其他独立信息的链接以及可供下载的PDF格式的精选内容。

迷你版治疗指南（*miniTG*）

迷你版治疗指南（*miniTG*）是*eTG complete*的离线版本，可在移动设备上使用。

纸质版治疗指南

治疗指南：疼痛分册

治疗指南：抗生素分册

治疗指南：心血管病分册

治疗指南：皮肤病分册

治疗指南：内分泌分册

治疗指南：胃肠病分册

治疗指南：神经病分册

治疗指南：口腔疾病分册

治疗指南：姑息治疗分册

治疗指南：精神病分册

治疗指南：呼吸病分册

治疗指南：风湿病学分册

治疗指南：毒理学与野外急救分册

治疗指南：溃疡与创面管理分册

管理指南：发育障碍分册

专家组

The University of Queensland, and Consultant Oral Pathologist, Royal Brisbane and Women's Hospital and Queensland Medical Laboratory, Brisbane, Queensland

Dr Leanne Teoh
Pharmacist, Ringwood, and General Dentist, Bundoora, Victoria

专家组成员已对利益冲突发表声明，该声明与治疗指南有限公司（TGL）政策一致。欲获得更多信息可登录网站：www.tg.org.au/conflict_of_interest。

预防感染性心内膜炎专家组（2008年7月）

Professor Robert Moulds (chairman)
Professor of Medicine, Fiji School of Medicine, Suva, Fiji

Professor Bart Currie
Head, Infectious Diseases Program, Menzies School of Health
Research and Royal Darwin Hospital, Casuarina, Northern Territory

Associate Professor Christopher Daly
Associate Professor of Periodontology, Faculty of Dentistry, The
University of Sydney, Sydney, New South Wales

Professor Alastair Goss
Professor of Oral and Maxillofacial Surgery, The University of
Adelaide, and Director of Oral and Maxillofacial Surgery, Adelaide
Dental Hospital and Royal Adelaide Hospital, Adelaide, South
Australia

Ms Melanie Jeyasingham
Editor, Therapeutic Guidelines Limited, Melbourne, Victoria

Professor Julian Smith
Professor of Surgery, Monash University, and Head, Cardiothoracic
Surgery Unit, Monash Medical Centre, Clayton, Victoria

Associate Professor Neil Strathmore
Associate Professor, The University of Melbourne, and
Cardiologist, The Royal Melbourne Hospital, Melbourne, Victoria

Dr Alan Street
Deputy Director, Victorian Infectious Diseases Service, The Royal
Melbourne Hospital, Melbourne, Victoria

专家组成员已对利益冲突发表声明，该声明与治疗指南有限公司（TGL）政策一致。欲获得更多信息可登录网站：www.tg.org.au/conflict_of_interest。

致谢

专家组感谢对本稿件的审查、咨询及其他协助做出贡献的同事。特别是以下人员：

Associate Professor Roger Allan
Cardiac Services Clinical Stream Director, South Eastern Sydney Illawarra Health, Sydney, New South Wales

Clinical Associate Professor Ramesh Balasubramaniam
Specialist in Oral Medicine, School of Dentistry, The University of Western Australia, and Perth Oral Medicine & Dental Sleep Centre, Subiaco, Western Australia

Professor Peter Collignon
Director of Microbiology and Infectious Diseases, Canberra Hospital, and Professor, Australian National University Medical School, Canberra, Australian Capital Territory

Ms Judy Currie
Senior Registered Nurse, Oral & Maxillofacial Surgery Unit, Royal Adelaide Hospital, Adelaide, South Australia

Associate Professor Ivan Darby
Head of Periodontics Unit and Director of Graduate Studies, Melbourne Dental School, The University of Melbourne, Carlton, Victoria

Associate Professor Paul Desmond
Director, Department of Gastroenterology and Director of Medical Services, Aged and Community Care, St Vincent's Hospital, Fitzroy, Victoria

Associate Professor Steven Doherty
Director, University Department of Rural Health, The University of Newcastle, and Emergency Physician, Tamworth, New South Wales

Professor Peter Ebeling
Professor of Medicine and Chair of the NorthWest Academic Centre, Western Section (Assistant Dean), The University of Melbourne, and
Head of Endocrinology, Western Health, Melbourne, Victoria

Dr John Fahey
Managing Director, Cynergex Group Pty Ltd, Sydney, New South Wales

Adjunct Associate Professor John Highfield
Discipline of Periodontics, Faculty of Dentistry, The University of Sydney, Sydney, New South Wales

Emeritus Professor Ken Ilett
Pharmacology and Anaesthesiology Unit, School of Medicine and Pharmacology, The University of Western Australia, Crawley, Western Australia

Dr Jennifer Johns
Cardiologist, Medical Director, Specialty Services CSU, Austin Health, Heidelberg, Victoria

Ms Benafsha Khariwala
Editor, Therapeutic Guidelines Limited, Melbourne, Victoria

Ms Judith Kristensen
Senior Pharmacist, King Edward Memorial Hospital, Subiaco, Western Australia

Associate Professor Richard Logan
Head of Oral Pathology, School of Dentistry, The University of Adelaide, Adelaide, South Australia

Professor Peter McCluskey
Director, Save Sight Institute, and Professor of Clinical Ophthalmology & Eye Health, Sydney Medical School, The University of Sydney, Sydney, New South Wales

Professor David Manton
Elsdon Storey Chair of Child Dental Health, Melbourne Dental School, The University of Melbourne, Carlton, Victoria

Dr Anita Nolan
Faculty of Dentistry, University of Otago, Dunedin, New Zealand

Professor Eric Reynolds AO
Head of the Melbourne Dental School, Melbourne Laureate Professor and CEO of the Oral Health CRC, The University of Melbourne, Carlton, Victoria.

Dr Susie Rogers
Editor, Therapeutic Guidelines Limited, Melbourne, Victoria

Associate Professor Louis Roller
Faculty of Pharmacy and Pharmaceutical Sciences, Monash
University, Parkville, Victoria

Professor Richard Ruffin AM
Emeritus Professor, Discipline of Medicine, The University of
Adelaide, Adelaide, South Australia

Dr Margaret Stacey
Senior Lecturer, Melbourne Dental School, The University of
Melbourne, Carlton, Victoria

Dr Alan Street
Deputy Director, Victorian Infectious Diseases Service, The Royal
Melbourne Hospital, and Visiting Physician, Infectious Diseases
Unit,
The Alfred, Melbourne, Victoria

Mrs Alison Tandy
First aid and cardiopulmonary resuscitation trainer, Adelaide, South
Australia

Professor Martin Tyas AM
Honorary Professorial Fellow, Melbourne Dental School, The
University of Melbourne, Carlton, Victoria

Professor Laurie Walsh
Head of School of Dentistry, The University of Queensland,
Brisbane,
Queensland

Mr David Wiesenfeld
Oral and Maxillofacial Surgeon, The Royal Melbourne Hospital,
and Clinical Associate Professor, Melbourne Dental School, The
University of Melbourne, Carlton, Victoria

本指南是在第1版指南基础上修订编写完成的，在此，谨向为第1版做出贡献的同事表示感谢：

Dr J Pope
Associate Professor L Roller
Associate Professor M Tennant

专家组感谢《治疗指南》评估网络上超过200名用户提供的关于临床实践中指南应用的宝贵反馈，同时也非常感谢那些直接或通过书的末尾"提供意见页"向我们提供反馈的人们。

认可机构

澳大利亚感染病学会（预防心内膜炎）

澳大利亚农村与边远地区医学院（预防心内膜炎）

澳大利亚牙科协会 ❶

澳大利亚抗微生物药物协会（预防心内膜炎）

澳大利亚和新西兰心脏学会（预防心内膜炎）

心脏基金会（预防心内膜炎）

国家处方服务有限公司

澳大利亚皇家牙科学院

澳大利亚皇家全科医师学院（预防心内膜炎）

澳大利亚医院药师协会

詹姆斯库克大学口腔医学院

墨尔本大学墨尔本牙学院

查尔斯特大学牙医与健康科学学院

阿德莱德大学牙学院

昆士兰大学牙学院

西澳大利亚大学牙学院

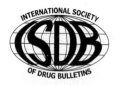

---

❶　澳大利亚牙科协会（ADA）祝贺治疗指南有限公司对指南的发展。这些指南将对整个澳大利亚的牙科医生和全科医师为他们的患者的口腔保健提供有用的资源。这些指南是由一群杰出的贡献者制定的，ADA赞成指南的出版，以帮助牙科患者护理。

关于治疗指南有限公司

指南的关键信息

给药方案

本指南中的给药方案适用于非妊娠状态、身高体重在平均范围内的成人，特殊情况除外。对于某些患者，更高或更低的剂量可能更合适。

本指南列举的给药方案中，每种药物的推荐使用顺序由其治疗方案前的数字表示（1是最优选，2是第二选择，以此类推）。同等推荐顺序的药物标有相同的号码，通常按字母顺序排列。

免责声明

本指南为患者的治疗提供了可接受的依据，但个别患者或特定机构可能有不同的临床原因，故而使用不同的治疗方法。在所有的情况下，临床实践的复杂性都需要使用者充分了解个体临床情况，并且在基于该指南进行治疗时采用独立的专业判断标准。特别是在复杂的情况下，指南并不能替代专业指导建议。

本指南不包括全面的药物信息，这些药物信息可能非常重要；大部分推荐药物的禁忌证和注意事项都没有包括在内。开具处方者需要熟知这些事项才能合理使用药物。

指南的编撰过程

治疗指南有限公司（TGL）的目的是为繁忙的临床工作者提供清晰、实用、权威以及简明的治疗信息，为特定病情的患者提供治疗。

指南较为全面地涵盖了几乎所有临床实践中所出现的常

见病症。信息独立、无偏倚，是对当前观点和证据的升华。主题和章节是根据诊断病种来安排的。每个章节都能提供足够的相关信息来引导患者，对于治疗方案也提出了简洁明了的建议。

编写指南的起初目的并不是为了指导，而是来协助开具处方者确认他们的患者得到了最优治疗。

专家组每3~4年都会将每个主题的内容重新修订。修订周期是根据证据基础和反馈的变化来决定的。

指南发展的这一基本原则来自1978年第一版指南的编著，并经过了多年的精炼和改进。

独立性与利益冲突

TGL是一个不以营利为目的的独立机构，负责《治疗指南》的编写和出版。其资金仅来源于《治疗指南》的销售与订阅。

TGL出版物的独立性通过以下方式得以保证：

· TGL独立于政府和认证机构；

· TGL完全独立于任何形式的商业赞助，包括制药行业；

· 对于董事、员工以及专家组成员之间的利益冲突，TGL具有严格的政策来解决。

可以通过谨慎选择专家组成员来尽量减少利益冲突。任何编写过程中其他冲突的声明和管理将与TGL的利益冲突政策一致（详见www.tg.org.au/conflict_of_interest）。

选择主题

在什么领域制定指南是由TGL董事会决定的。制定某个新领域的指南，会根据以下原则来决定：

· 全科医师、专科医师和（或）其他利益相关领域的小组成员所表达的临床需求；

· 对某地区可能出现问题的看法，来源于对临床医师所表达意见或药物使用数据的不满；

• 需要为某种明确的问题制定或颁布指南，以使其适合临床实践（如卫生部门负担大小、费用、临床实践中的变异和缺乏证据）。

更新当前主题的决定是基于证据基础的改变、临床医师的反馈、临床实践的变化、用药模式和抗药性的变化，以及其他相关问题。

专家组

治疗指南文本由专家组来编写。

每个专家组由大约14人组成，包括一名主席，一名编辑，一名医学图书馆员，若干相关医疗专业领域的专家，一名全科医师，一名药师和一名护士。根据相关主题，专家组还包括来自其他领域的专家，如物理治疗师和营养学家。

选择专家组成员要考虑的因素包括：

• 相关专业性；

• 学术能力；

• 对当前文献的批判性认知和熟悉程度；

• 所选区域和与关键专业机构的联系；

• 合作能力；

• 愿意挑战传统思维；

• 代表全国的意见；

• 不同地域和区域的代表性以及不同的执业环境。

在一个项目开始之前，专家组成员会被要求写下一份声明（而后要在会议上口头阐述），声明任何可能影响他们意见的利益关系。这些声明在随后的讨论和编辑中会被纳入考虑范围。

管理

主席和编辑都是TGL的员工，他们在编写草案过程中起着重要作用。

主席会确保项目顺利进行，并确保所有建议达成真正的一致。编辑负责与主席和专家组成员联系，以确保稿件在有效的预算范围内高效进展。

编辑为每一次会议准备资料，包括会议记录、对先前版本的反馈（适用时），关于内容的信件、手稿草稿和任何其他相关背景信息。

编辑准备每一次会议的详细记录（通常作为一份草稿），记录所有建议，尤其是那些新的或有争议的建议。

会议准备

在每个专家组的起始会议上，对于成员的指导和解释包括：

- 知识产权；
- 利益冲突；
- 该指南的目标和格式；
- 根据目标读者澄清指南的内容；
- 证据的记录对于支撑推荐的重要性；
- 与该地区同行专家协商的可行性。

在主题领域内，专家组决定将要涵盖的具体条件和详细程度，并考虑会遇到的特殊情况。有时会有罕见但严重疾病的建议。关于哪些条件应该被纳入，可能会受到早期指南版本反馈的影响。

各成员对所分配的任务应无异议，并负责编制各自的初稿。

间隔大约8周应开一系列会议，确保初稿内容的连续回顾和探讨。

指南的规划和修订

内容始于临床医师应该了解如何处理特定病情的患者。

每个部分都应包含足够的信息来指导读者，其次是简明的治疗建议。

在规划会议之后，作者们根据他们的临床经验和相关领域的现有证据准备初稿。鼓励他们准备单独的文件来总结他们建议的理由。编辑和医疗图书管理员应帮助作者识别和获取相关的支持信息。支持信息可能包括初级科学论文、Cochrane Collaboration 的系统综述、著名期刊上发表的综述或其他可信机构制定的指南。

草稿在会议之前分发给各成员，保证每位成员在主题开始讨论之前认真考虑过这份资料。

每一稿都在一次次面对面讨论中更加详尽和完善，直到所有成员对内容达成共识。对有争议、快速发展的领域或不确定的领域，有必要进行进一步的文献检索。

编辑将联系作者，将一些用于支持声明和建议的具体研究整理成文件。这些引用的副本会保留于文件中。

一旦专家组对于某些内容意见已经非常明确，编辑负责整理文本内容，并根据其构架和格式来重新组织语言，必要时联系作者和主席。

经过认真检查、多人合作和多次编辑阶段，形成最终的手稿。这些主题不再属于某一个作者，整个专家组成员都对手稿负责。

在 6～8 个月中，每个主题的准备通常需要一个半天的准备会议加上三天的会议。在最终会议上，所有主题都会被仔细审查以确保所有成员同意该内容。完成一个主题需要 12～14 个月。

推荐的基础

对治疗指南内容的发展来说，任何治疗有效性的科学证据的相关性和强度是至关重要的。有强有力证据的临床领域所推荐的治疗有相当高的确定性。但是为了保证建议有效，专家组成员不仅要评估、解读和提炼相关证据，还应根据开具处方者每天所面对患者的具体情况来定制和研究信息。

临床实践中的决策本质上是复杂的、多方面的。除证据外，还考虑了其他因素以确保建议是相关和有用的。比如，这些因素包括治疗的不良反应、可用性和负担能力、风险因素、患者特征和合并症。

"证据丰富"领域在临床实践中占少数，因此，用于治疗指南的材料中有很大一部分是在几乎没有证据发表的领域。在这些"证据缺乏"的领域，治疗建议可能是基于已知的疾病的病理生理学、专家组成员的临床经验、治疗方案的不良反应、长期安全数据和成本。应用这些标准，老药在经过很长时间的使用后已经被证明不良反应在合理范围内，相较于新药，老药通常被推荐为一线治疗药物，因为新药可能有更不确定的不良反应存在（尤其是长期使用），而且更昂贵。

由于在制定治疗指南时要考虑到证据的整体性，而不仅仅是临床试验，因此根据证据的分级使用工具来定推荐治疗方案的顺序是不合适的。治疗指南中所采用的方法是通过包含在上下文中的明确陈述来阐明建议背后的证据类型。

建议中依据的所有主要信息来源都引用于TGL的电子产品（*eTG complete* 和 *miniTG*），也能在TGL网站查到。很重要的具体证据会被印刷版指南引用为脚注，这是保证可读性最小限度被干扰的方式。

电子版指南的首页会总结每个版本主要的建议和变化，而且作为书的插页出现。

认可机构

一旦确定手稿完成，且被专家组通过，就会邀请各大机构对手稿予以认可。这些机构包括澳大利亚皇家全科医师学院、澳大利亚医院药师协会、澳大利亚皇家护理学院、国家处方服务和相关专业协会。

出版后评价

　　TGL的每个评价单元涉及大约200个使用者（包括全科医师、低年资住院医师、健康学者、药师以及学生），并积极征求其对指南的反馈意见。

　　TGL还会免费为网上的参与者提供《治疗指南》的全部内容。TGL评估部门会每年访问使用者1~2次来讨论和记录反馈。

　　在修订主题之前，会对以前版本的累积反馈进行整理并交给专家组，以便其在修订文本时加以考虑。

　　鼓励使用者对指南的内容或格式进行评论，可通过电子邮件发送评论至feedback@tg.org.au，或以完成在TGL印刷出版物背面的表格来进行评论。

TGL董事会成员

---

[1] 澳大利亚皇家全科医师学院提名。
[2] 维多利亚州医学研究生基金有限公司提名。

目 录

表格、框和图

框

图

第1章
诊断原则和处方

无论处理任何情况，有些一些原则是必须遵循的（见框1-1）。

诊断的过程应该被视为一个"信息采集活动"。必要的信息可以通过采集病史、进行完善的临床检查及适当的诊断测试获得。一旦收集完整这些信息，临床医生应该审核这些结果并作出相应诊断。这就需要深入了解可能影响牙列以及相关口腔内组织的各种基础疾病，以及各种可能影响口腔的全身系统性疾病。

框1-1　处理口腔和牙齿状况的一般原则

1. 确定疾病及其病因，做出诊断。
2. 去除病因，防止复发。
3. 消除疾病的影响。
4. 恢复组织正常功能。
5. 监测恢复过程。
6. 观察该部位的经时稳定性。
7. 防止疾病复发。

1.1　病史

采集病史是确定患者主诉或他们就诊牙科原因的第一阶段。这可以让临床医师把重点集中在患者的特定问题上，从而可以快速有效地相应处理。

病史应当提供对现有问题的诊断至关重要的信息或显示出患者相关治疗情况的改变。病史应包括药物史（包括处方药、非处方药和补充药物、酒精和非法药物）、过敏史及药物不良反应史。病史应该定期检查，因为患者的健康状况和用药情况可能会随时间而改变。

牙科病史应包括患者之前牙科问题和牙科治疗史的概况及现病史的详细情况。在聆听患者对现有问题的叙述时，临床医生应开始形成一个临时诊断——即临床医生应该考虑几个潜在的诊断（即鉴别诊断），然后问具体的问题来缩小可能的疾病范围。应提出"开放式"的问题而不是"引导性"的问题（例如，临床医生应该问患者哪些特定的原因可能引发疼痛，而不应该问是否由热、冷激发疼痛）。

1.2　检查与诊断试验

临床医生应在临床检查前形成一个临时诊断，以便检查和诊断试验可以有针对性地证实诊断或确定哪颗牙齿或者其他组织有病变。

理想情况下，对于大多数疾病，至少应该有2个标志或症状表现指明了疾病的进程。如果有任何疑问，临床医生应推迟治疗，直到确诊（如果疼痛不严重），或将患者转诊至专科医师。

没有必要进行所有的检查；临床医生必须选择与主诉相关的检查。特定的检查作为诊断的一部分可能提供进一步的信息。这种检查不应该被视为"特殊检查"，而应被认为是特定条件的常规或必需的检查（如牙髓病和根尖周病的诊断需要牙髓活力测试和拍摄根尖片；牙周疾病的诊断需要牙周袋探诊，某些黏膜疾病可能需要血液测试，一些病变可能需要活检）。

如果疾病的原因尚未确定，任何疾病的诊断都是不完整的。病因可能是简单的（如龋齿是引起牙髓病的原因）或复杂的（如全身性疾病在口腔内的临床表现）；复杂情况下可能除了牙科治疗外还需要其他处理。确定疾病的病因是必要的，因为除去病因是处理疾病不可缺少的部分（通常是第一阶段）。如果不去除原因，可能无法完全或快速恢复。情况可能只是从急性疼痛阶段转为慢性阶段，症状减轻或消失，但疾病仍然存在并缓慢进展。在可能的情况下，作为患者全面处理的一部分，疾病的危险因素也应该被确定并纠正。

良好的临床记录应与诊断记录相一致。框1-2列出的检查和诊断方面应包括在记录中。

框1-2　应列入临床记录的检查与诊断方面

- 患者主诉的描述；
- 医疗和牙科病史（包括药物）；
- 临床表现；
- 所有检查的结果；
- 所有影像学报告；
- 诊断；
- 病因；
- 诊疗计划，包括具体的治疗方法；
- 与患者所有讨论的详细情况，包括所有针对患者的建议及患者知情同意。

1.3　诊疗

"诊疗"和"治疗"之间有区别。治疗指的是一个医疗或外科处置的系统过程，而诊疗是一个更广义的术语，指的是以谨慎的方式全面处理患者及他们的问题，诊疗包括熟练的、小心和全面的处理。理想情况下，临床医生应该"诊疗"患者和他们的问题，而不是仅"治疗"他们。

直到临床确诊需要进行治疗才能进行不可逆的治疗或药物治疗。"尝试性的治疗"或"只是个案"都应该避免，因为它可能会导致错误和（或）不恰当的治疗，并可能掩盖有助于诊断的重要迹象或症状。

药物不应该被认为是处理大多数口腔和牙科问题的唯一手段，大多数情况下，促使患者到牙医处就诊的问题需要某种形式的积极的牙科（或口腔）治疗，这样的治疗通常是控制病情最有效和最意义的手段。药物通常只需作为一种辅助手段。每种药物都有发生药物不良反应的风险，因此，只有在可能有明显益处的时候，才应该开具处方。药物在非必需的情况下不应该使用。

在处理所有牙科症状（和大多数口腔问题）的时候，可应用"3Ds"的原则：

■ 诊断（**Diagnosis**）——首先必须明确病因。

■ 牙科治疗（**Dental treatment**）——一旦诊断已确定，应提供适当的牙科治疗，包括去除病因。

■ 药物（**Drugs**）——最终考虑是否需要任何药物；用药是否是基于疾病的严重程度，经常直到牙科初步治疗有一定效果后再确定。

如果遵循这些原则，一般牙科用的药物（抗生素、镇痛药和消炎药）通常可以避免使用（至少可以最小化）。如果的确需要药物，由于疾病病因已经去除，并已经开始适当的牙科治疗，药物治疗可能会更有效。

第2章
处方和处方书写

医生应该对适当的处方书写及其过程的重要性有清晰的认识，这样才能独立地开具合理的处方。不合理的处方可导致无效和不安全的治疗，加剧或延长疾病病程，给患者带来痛苦或伤害，且代价高昂。

任何类型的治疗都应有效、安全、经济。大多数情况下，导致患者去看牙医的问题需要某种形式积极的牙科（或口腔）治疗，药物通常只作为一种辅助手段，患者应参与到治疗的决策及考虑不使用药物治疗的选择。如果药物治疗是必需的，处方开具者必须针对患者的具体问题，运用最新循证知识选择个体化的最佳治疗方式。

最新数据表明，每年有超过10万的澳大利亚住院患者因为药物的不良反应入院[1]。还有更多的患者虽然不需要入院治疗，但承受着药物不良反应的煎熬。处方开具者应该意识到开具药物潜在的利和弊（如在人工关节植入病例施行牙科治疗的感染风险大约是0.03%，使用青霉素类药物患荨麻疹的风险大约3%[2]）。许多不良反应可以通过采集详细病史及开具合理处方来避免。

---

[1] Australian Institute of Health and Welfare. Australia's health 2010: the twelfth biennial health report of the Australian Institute of Health and Welfare. Canberra: AIHW, 2010.（www.aihw.gov.au/publications/index.cfm/title/11374）

[2] Scott JF, Morgan D, Avent M, Graves S, Goss AN. Patients with artificial joints: do they need antibiotic cover for dental treatment? Aust Dent J, 2005, 50（4 Suppl 2）:S45-53.

2.1 合理治疗的过程

合理治疗的过程包括：

· 确定问题所在。

· 确定治疗目的（如缓解疼痛、感染预防和治疗）。

· 选择治疗——在牙科治疗中，药物通常是一种辅助手段。如果需要，药物选择需基于如下几点：

—有效性；

—安全性；

—适宜性（如依从性问题、患者的合并症、药物配方）；

—价格。

在治疗开始前，处方应包括患者的全部医疗和用药史，这一点至关重要，包括：

· 年龄和体重；

· 过敏史；

· 药物不良反应；

· 妊娠和哺乳情况；

· 医疗状况；

· 药物（包括处方药、非处方药和辅助药物、酒精和非法药物）。

开始治疗包括：

· 结合患者病情及就诊原因，明确治疗方法（见"处方和患者"，第9页）；

· 进行适当的口腔或牙科治疗；

· 如果需要，开具适当和准确的处方（见"处方"，第7页）。

监测过程包括：

· 回顾患者病史；

· 决定是否停止、继续或改变治疗方案。

以上过程与澳大利亚国家药品政策中合理使用药品的指

导原则相一致，更多信息，请查看 www.health.gov.au/internet/main/publishing.nsf/Content/National+Medicines+Policy-2。

处方开具者应熟悉药物的使用方法，并能熟练评估药物疗效。使用新的和昂贵的药物替代疗效确定的治疗手段之前应审慎评估。

患者可能需要特定的药物，或医生猜想他们需要某些药物。良好的沟通有助于避免猜想患者的需求，而且合理的处方习惯有助于应对患者由于广告、成瘾或不切实际的期望而提出的要求。总是要考虑药物治疗的替代方案，并告知患者为何这些替代方案可能是最有利于他们的。

2.2　药物过量与剂量不足

药物处方开具的剂量、治疗的持续时间和准确的数量是极其重要的。

药物剂量过大是浪费，会造成不必要的负面影响，并且增加了服药过量的可能性。如果过度使用某些药会让人上瘾。还有些药物的治疗指数狭窄（即治疗剂量非常接近中毒剂量）。

剂量不足的药物处方也是一种浪费，且有潜在的危害。它可以导致治疗无效，患者后期可能会需要别的药物和更多的昂贵的治疗（常见于抗生素和镇痛药处方）。

2.3　处方

处方是一种法律文件，它是一种精确的书面文件。处方是处方开具者写给药剂师的精确书面文件，指导药剂师为患者调配药物。哪些人具有处方权以及应该如何开具处方在有关州和地区的法规中有概述（法规）（见第12页）。

处方开具者有责任提供一个字迹清晰的处方；这样可以减少治疗中潜在的错误。难以辨认的处方可能构成失职。计算机生成的处方通常比那些手写的处方更清晰，但是，仍有可能出现错误。开具处方的原则就是不断检查。采取谨慎措施确保处方不是含糊不清的。

牙科医生所需的合法处方的基本信息在各州和地区之间可能会有所不同，但一般包括：

- 处方开具者的名字、地址、电话号码和资格证号；
- 患者的全名（姓和名）、地址和出生日期；
- 处方开具日期；
- 药物名称（最好是通用名称或批准的名称）；
- 药物剂量（如250mg、500mg）；
- 药物剂型（如片剂、胶囊或混合物）；
- 药物数量；
- 药物剂量、给药途径、频率和治疗时间（必要时）；
- 对患者的明确指导（用英文）——仅写"按指示服用"是不恰当的；
- 必须有对药剂师的进一步指导；
- 标明"仅针对牙科治疗"；
- 处方开具者的签名——手写。

图2-1是一个牙医书写的法定要求的格式范例。如果该处方是包括在药物福利计划（PBS）的项目，牙医的独特处方号码必须在处方上。PBS处方可以纳入澳大利亚医疗保险。

书写处方时要注意以下事项：

为防止处方被篡改（不可改变），尽可能用不褪色的墨水。

不要在一张处方为多人开具处方。

用标准语言开具处方。

不要使用缩写或拉丁词。

如果可能的话，尽量避免使用小数点（如书写的剂量少于1g的写为mg，小于mg的写为μg）。

如果使用小数点，点前面应有"0"（如0.5，不是".5"）。

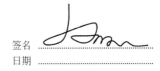

Dr J Smith BDSc
地址
电话号码
PBS处方号码

患者医保号 ....
患者姓名 *Ms Jane Citizen*
患者地址 ....
患者出生日期 ....

处方

青霉素V胶囊 500 mg

20粒

每日4次，每次1粒胶囊，每6h一次，连用5天

签名 ....
日期 ....

该处方只为牙科治疗用

图2-1 牙医书写的法定格式的处方

不要将微克、纳克、国际单位或单位缩写。

将处方开具的项目数量限制为2个，最多3个。

用电脑开具处方（尽可能）。

如果使用商品名，确保您了解其已批准使用的名称或通用名称。

如果在处方上有未使用的空白区域，就在此区域画一条线，以防止其他项目的混入。

牙医不得重复开具处方。

医生和药剂师角色互补，方能确保较好疗效，二者互相尊重彼此，则能够达到更佳的结果。

2.4 处方和患者

当开药时，呈现给患者关于药物的具体信息包括：
- 药物的商品名和通用名称；
- 药物的作用及为什么用药；
- 可能的不良反应，如果发生不良反应该怎么做；
- 服用药物的说明；
- 警告（如可能的相互作用、最大剂量）；
- 何时回来复诊；
- 有任何问题电话联系。

患者经常不记得在咨询期间的细节或说明，所以更好的做法是给患者书面说明，对于澳大利亚的大部分药物都会配备消费者用药信息（Consumer Medicine information，CMI）提供的说明册，每次药物被开具时都应提供。药房及一些临床软件中也可获得这种说明册，消费者也可以通过"NPS：Better Choices，Better Health"直接访问CMI（www.nps.org）。

2.5 药物信息的来源

推荐的药物信息来源包括以下期刊、图书、电子资源及网站。

2.5.1 期刊

澳大利亚牙科杂志（ADJ）-见2005年12月版"Medications in dentistry supplement"［可通过澳大利亚牙科协会获得（www.ada.org）]。

澳大利亚处方者（www.australianprescriber.com）。

2.5.2 图书与电子资源

《澳大利亚药物手册（AMH）》——来源主要基于药物循证医学；还包括一部分关于处方书写和药物相互作用的内容

（电子版每年更新两次，印刷版每年更新）。

《治疗指南》——疼痛分册、抗生素分册、心血管病分册、皮肤病分册、内分泌分册、胃肠病分册、神经病分册、精神病分册、姑息治疗分册、呼吸病分册、风湿病学分册、毒理学与野外急救分册、溃疡与创面管理分册及发育障碍管理指南。所有印刷版都有电子版、*eTG complete* 和 miniTG。

MIMS——包含药物信息，由制药公司提供并经澳大利亚药物管理局验证［可通过澳大利亚牙科协会获得（www.ada.org）］。

《药物相互作用事实》（Tatro DS 主编。圣路易斯：Facts& Comparisons）——这是关于药物相互作用很好的资源（电子版每季度更新，印刷版每年更新）。

关于临床药理学的任何新教材。

2.5.3 网站

药物福利计划（PBS）网站（www.pbs.gov.au）。

澳大利亚牙科协会网站（www.ada.org.au）。

药师相关网站（http://auspharmacist.net.au/），其中链接了大量的药物信息网站。

NPS：Better Chocies, Better Health 网站（www.nps.org.au）。

2.6 关于处方和处方内容的立法

各州和各地区都有关于处方和处方内容的立法，见第12页，总体而言，不同州和地区之间构成法律处方的要求没有显著的区别，但有一些小的差异。如果牙医有疑问，他们应该向所在州或地区的相关立法机构进行咨询。

处方药只能通过医生处方获得，不能以非处方药的形式购买。医生可以开具任何用于患者牙科治疗的处方药。

医生可以基于患者健康情况开具与法律规定一致的依赖

性药物（大多数的州和地区），并采取一切合理的措施确定该人的身份，并确保治疗的必要性以及该药确实有必要用于牙科治疗。当开具有依赖性药物时应格外谨慎。

当开具有依赖性药物时应格外谨慎。

牙医不得开具重复处方。

各州和地区关于对患者自我给药的立法各有不同，但是，一般来说，并不推荐自我给药的方式。

药物福利清单包括牙科医生开具的由药物福利计划（PBS）资助的一些药物。更多信息参见www.pbs.gov.au。

2.6.1 相关规定

以下是不同州和地区的有关法律和法规。《毒药标准》列出了药物和化学品的分类以及其列入有关立法的时间表。更多信息参见www.tga.gov.au/industry/scheduling-poisons-standard.htm#susmp。

澳大利亚首都领地

Drugs of Dependence Act 1989

Drugs of Dependence Regulation 2009

Medicines, Poisons and Therapeutics Goods Act 2008

Medicines, Poisons and Therapeutics Goods Regulation 2008

新南威尔士州

Poisons and Therapeutic Goods Act 1966

Poisons and Therapeutic Goods Regulation 2008

北领地

Poisons and Dangerous Drugs Act

Poisons and Dangerous Drugs Regulations

Therapeutic Goods and Cosmetics Act

昆士兰州

Health Act 1937

Health（Drugs and Poisons）Regulation 1996

南澳大利亚州

Controlled Substances Act 1984

Controlled Substances（Poisons）Regulations 2011

塔斯马尼亚州

Poisons Act 1971

Poisons Regulations 2008

维多利亚州

Drugs, Poisons and Controlled Substances Act 1981

Drugs, Poisons and Controlled Substances Regulations 2006

西澳大利亚州

Poisons Act 1964

Poisons Regulations 1965

第3章
了解相关药物

　　牙科医生可开具经过澳大利亚药物管理局（TGA）批准的任何药物，对于经检查确实需要药物治疗的患者来说，为其开具药物处方是牙科治疗的一部分。本章讨论的大多数药物是纳入在药物福利计划（PBS）内的。

　　牙科医生必须知道他们开具药物的有益和不利影响（见"药物信息的来源"，第10页），以及患者的用药史和目前用的药物，包括处方药、非处方药和补充药物。

3.1 抗微生物药物

3.1.1 抗微生物药物使用原则

　　病原微生物对抗微生物药物的耐药问题是全球性的难题，并且越来越严重。遵守框3-1列出的抗微生物药物使用原则和抗微生物药物使用原则（见框3-2）很重要。

　　必须首先确定是否需要抗微生物药物。现在牙科治疗中，大部分感染通过积极的牙科治疗手段可去除感染源，且通常是解决感染问题最有效的方法。应谨记大多数病毒和轻微的细菌感染是自限性的，不需要抗微生物。对患者使用不必要的抗微生物药物处方会使患者产生药物不良反应，代价巨大，同时会为耐药微生物在社区及患者间传播创造有利条件。

　　本章只讨论口腔和牙科方面的抗微生物药物。其他抗微生物药物的信息参考《治疗指南：抗生素分册》。

3.1.1.1 抗微生物药物耐药性

　　抗微生物药物与其他药物不同，在一个患者身上使用可能会影响之后它们在其他患者身上的治疗效果，抗微生物药物耐药性的发展和传播是医院和社区内的主要问题。虽然耐药机制是复杂的，耐药性主要是由于生物圈中广泛存在的抗微生物药物给病菌带来了选择性压力，以及工作人员和患者之间微生物的加速转移。

许多病原体的抗微生物耐药性正在增加。因为新的抗微生物药物数量有限，所以这些药物是非常宝贵的资源。处方必须遵守指南中概述的原则，以确保抗微生物药物在治疗重要感染中有效。适当使用抗微生物药物能够延迟耐药菌群的出现以及最大程度降低已经发生的耐药性传播（见框3-1）。疾病预防控制中心的网站上有在医疗卫生机构如何预防抗微生物药物耐药性的信息，见www.cdc.gov/drugresistance/healthcare/patients.htm。

> 限制使用所有抗微生物药物是最好的办法，以保证其持续效力。

3.1.1.2 预防性、经验性或针对性抗微生物药物治疗

抗微生物药物的应用具有预防性、经验性或者直接针对某种已知微生物。

预防性应用的目的是预防在临床情况下显著的感染风险。

当未检测出可确认的微生物时可采用经验性用药。在以下情况可以使用经验性用药：敏感培养结果出来之前就必须开始治疗，临床情况尚未严重到保证出现培养阳性结果，以及难以获得培养物质。

敏感培养结果可用来指导针对性治疗。

在这三种情况下，应严格遵守列在框3-1中的原则及总结的抗微生物药物使用原则（框3-2）。

常用于牙科治疗中的抗微生物药物以及每一类的代表性药物可见表3-1。

框3-1　抗微生物药物使用的一般原则

预防性治疗

·严格控制预防性治疗的适应证，仅在预防性治疗确实有效或者一旦发生感染后果非常严重的情况下才使用。

·尽量选择针对已知或可能目标病原体的抗微生物药物。

·对于外科手术预防性用药，仅在最容易发生污染的时间点使用某个能够达到治疗组织浓度的围手术期剂量即可。为了保持足够的组织浓度，只有当使用半衰期短的抗微生物药物且手术时间延长时才需要重复剂量给药。

经验性治疗

·只有在确认利大于弊时才使用经验性治疗。避免使用在较轻的疾病或自限性疾病——非必须情况下使用是抗微生物药物耐药性出现的重要推动因素之一。

·基础治疗主要是根据最有可能和（或）重要的潜在病原体以及其可能的抗微生物敏感性。一般来说，应使用窄谱抗微生物药物来治疗可能的病原体。

·在用足量抗微生物药物确保治疗有效性和最大限度地减少耐药选择风险的同时，尽可能降低药物剂量来减少剂量相关的毒性反应。

·在开始治疗前的合适时间点取样本做血液培养（临床脓毒症患者取至少两份样本）和其他培养。

·如果可能的话，拿到抗原检测试验、核酸试验和（或）革兰染色结果即可从一开始就直接治疗。

·如果确定没有感染，停止用药。

·48h内未发现可证实的致病生物体时，评估临床和微生物学证据来确定后续治疗方案。

·定期与当地微生物学专家联系，以获得当地抗微生物药物耐药模式的最新信息。

针对性治疗

·通过严格评估培养结果和其他微生物学结果来区分感染与定植和污染等不需要特殊抗微生物药物治疗的情况。必要时请感染性疾病专家或临床微生物学家提供建议。

·基于已知为致病因素的微生物及其抗微生物敏感性，尽量用最有效、毒性最小、窄谱的药物，根据推荐针对性抗微生物治疗。

·除非是证实使用组合药物治疗对保证疗效是必需的（如已证实的混合感染），为了协同作用或减少临床上具有显著耐药性菌群的耐药选择性（如治疗肺结核、艾滋病），应尽量使用单一的药物。

·尽量保持较短疗程。在没有明确治疗指征需要更长疗程的（如治疗心内膜炎），用药尽量不超过7天。对于大多数牙源性感染，配合适当的牙科治疗，用药5天即足够。

M：尽可能用微生物学知识来指导治疗

I：适应证应以循证为基础

N：尽可能使用窄谱抗微生物药物

D：针对感染类型以及部位选择适当的剂量

M：尽量缩短疗程

E：在大多数情况下尽量单药治疗

3.1.1.3　给药途径

尽量首选**口服给药途径**，因为这种方式较少引起严重不良反应，比其他治疗方式生产成本和治疗成本更低。抗微生物药物通常有较高的生物利用度（如克林霉素和甲硝唑），所以给药方式通常是口服而非静脉注射。静脉注射比片剂更有效的普遍看法并没有理论基础支持。然而，在某些情况下，**胃肠外给药**（通常是静脉注射）是必需的：

• 不能耐受或无法口服给药时（如患者吞咽困难）；

• 胃肠道吸收功能可能显著降低时（如呕吐、胃肠病理），或吸收功能降低可能加重已经很差的生物利用度；

• 具有适当抗菌谱的口服抗微生物药物不可用时；

• 要求在感染部位达到的有效浓度比口服给药可达到的浓度更高时（如进展性的深度牙源性感染）；

• 严重的和快速进展的感染，需要紧急治疗时（尽管口服吸收所需要的一两个小时极少能够显著影响治疗结果）。

如果需要胃肠外给药，应评估每天需要的剂量并要尽快转换为口服治疗。

为了减少耐药微生物的发展，**局部给药**应该严格限制适应证（如口服咪康唑治疗念珠菌感染）。

抗生素可能用于牙内治疗（如**牙髓治疗**）。商业的牙内抗生素制剂通常包含糖皮质激素。这些制剂是用来治疗根管内感染和根尖周围炎，减少炎性骨吸收。

表3-1　牙科常用抗微生物药物

药物	举例
抗菌药物	
β-内酰胺类	
青霉素类	
窄谱青霉素类	青霉素G、青霉素V
抗葡萄球菌活性的窄谱青霉素类	双氯西林、氟氯西林
中谱青霉素类	阿莫西林、氨苄西林
广谱青霉素类（β-内酰胺酶抑制剂组合）	阿莫西林+克拉维酸
头孢菌素类	
中谱	头孢氨苄、头孢唑林
糖肽类	万古霉素、替考拉宁
林可酰胺类	克林霉素、林可霉素
大环内酯类	罗红霉素
硝基咪唑类	甲硝唑、替硝唑
四环素类	多西环素
抗真菌药物	
唑类药物	氟康唑、伊曲康唑、咪康唑
多烯类	两性霉素B、制霉菌素
抗病毒药物	
鸟嘌呤类似物	阿昔洛韦、泛昔洛韦、喷昔洛韦、伐昔洛韦

3.1.1.4　抗微生物药物的不良反应

当决定是否开具某种抗微生物药物时应牢记，所有的抗微生物药物都有可能造成不良反应。通常的不良反应是轻微的和（或）自限性的；然而，一些不良反应是非常严重的，更多有关抗微生物药物超敏反应及抗生素相关性腹泻的信息见下文的讨论及第20页。

在给老年人使用抗微生物药物时应尤为注意，这类人群的药代动力学及毒代动力学分布特征使他们更容易发生不良反应。对于有肾功能或肝功能损害的患者，可能需要调整剂量和（或）剂量间隔来预防浓度依赖性不良反应（毒性）。

开具抗微生物药物前，应考虑患者的超敏反应史或药物的其他不良反应。

> 在开具抗微生物药物前，应检查患者是否有超敏反应史。

（1）抗微生物药物超敏反应（变态反应）

对于患者来说，有抗微生物药物过敏史很常见，通常是青霉素类，这可能会使医生决定用药时陷入两难。如果严重过敏的患者被注射青霉素，有可能发生致命的过敏反应。然而，许多自称青霉素过敏的患者可能病史模糊或者根本不过敏。此外，给予患者必要的抗微生物药物治疗是重要的，特别是在他们有严重感染的情况下，抗微生物治疗将是最有效的。

超敏反应类型

IgE介导的速发型超敏反应——许多反应被认为是"过敏"，其实是IgE介导的速发型超敏反应。给药1～2h内出现荨麻疹、血管性水肿、支气管痉挛或过敏反应（客观表现为低血压、缺氧或胰蛋白酶升高）。过敏反应主要发生在胃肠外给药而不是口服给药。例如青霉素，过敏反应发生率为每1万疗程1～4例，这些过敏反应通常有10%是致命的。如果有明确的IgE介导的超敏反应史，没有适当的预防措施（如脱敏）时，不应再给药。

IgE独立反应——与类过敏反应相似（如对万古霉素输液过敏的"红人"综合征等反应），包括血管活性介质的直接释放。这些反应通常可以通过预防性使用抗组胺药及减缓输注速度来预防。

迟发反应——黄斑、丘疹或麻疹样皮疹在治疗后数天才发生的情况比立即发生的情况更多见，可能由感染或其治疗引起。这类反应通常是**T细胞**（非IgE）介导的。皮试常呈阴性，特别是发生后的数月或数年后。迟发反应通常发生在EB

病毒感染或者艾滋病病毒感染的患者身上，但是当患者健康状况较好的时候这种反应再次发生是很困难的。青霉素，特别是阿莫西林/氨苄西林引起的迟发性皮疹，通常无法准确预测远期的结果；重复暴露于β-内酰胺类也未必是禁忌。

强烈建议已知过敏的患者佩戴一个警告手镯或项链，用来提示过敏情况。

▶ 抗微生物药物超敏反应的诊断

抗微生物药物超敏反应的诊断通常是根据临床病史（特别是抗微生物药物使用后的时间）。如果患者报告过敏，寻找不良反应发生的细节、时间及结果。关于诊断抗微生物药物超敏反应的信息和脱敏方法，见《治疗指南：抗生素分册》。

▶ 青霉素过敏

青霉素过敏的患者很可能对其他相关结构的药物也过敏。然而，确切的患病率和交叉反应的重要性是未知的。例如，报告青霉素过敏的患者，后续头孢菌素类治疗结果中报告的患者不良反应发生率为0.17% ～ 8.4%。青霉素类和美罗培南（碳青霉烯类）交叉反应似乎很低（一项研究报告发生率为0.9%[1]）。

有明确IgE介导的速发型超敏反应史的患者（给药1 ～ 2h内出现荨麻疹、血管性水肿、支气管痉挛或过敏反应），除非经过脱敏治疗，在接触青霉素类、头孢菌素类、碳青霉烯类后更容易引起过敏反应。关于如何处理患者报告的青霉素超敏反应，详见《治疗指南：抗生素分册》。

（2）抗生素相关性腹泻

腹泻是许多抗生素的不良反应之一。大多数情况下，是鉴定不出病原体的。如果可能的话，停用任何可能引起症状

❶ Romano A, Viola M, Gueant-Roddiguez RM, Gaeta F, Valluzi R, Gueant JL. Brief communication: tolerability of meropenem in patients with IgE-mediated hypersensitivity to penicillins. Ann Intern Med, 2007, 146(4):266-269.

的抗生素治疗。

难辨梭状芽孢杆菌可引起最为严重的抗生素相关性腹泻。暴露于广谱抗生素如头孢菌素类、喹诺酮类、林可酰胺类，是重要的易感因素。更多信息，参见《治疗指南：胃肠病分册》。

3.1.1.5 抗微生物药物相互作用

一些抗微生物药物可以与其他药物相互作用，可能会影响抗微生物药物的剂量或选择。通常与药物相互作用相关的抗微生物药物包括利福平、利奈唑胺、红霉素、全身用唑类药物和抗逆转录病毒药物。

研究未能显示出常规牙科口服抗微生物药物与避孕药之间的相互作用。服用激素避孕药的患者使用酶诱导型抗微生物药物时（如利福平、某些抗逆转录病毒药物），需要额外的避孕预防措施[1]。

全面列出抗微生物药物和其他药物之间的相互作用超出了本指南的范围，但是特别重要的相关相互作用在文中会提到。更详细的信息，可查看相关药物的产品信息或适当的药物相互作用参考（如《澳大利亚药物手册》）。

3.1.2 抗菌药物

3.1.2.1 β-内酰胺类

（1）青霉素类

青霉素类药物最常见的不良反应是恶心、腹泻、皮疹、荨麻疹、疼痛和炎症（在注射部位）和双重感染（治疗时间延长和/或使用广谱青霉素类）。

见"抗微生物药物超敏反应（变态反应）"（第19页）和

---

[1] Faculty of Sexual and Reproductive Healthcare. Drug interactions with hormonal contraception. London: Royal College of Obstetricians & Gynaecologists, 2011. (www.ffprhc.org.uk/pdfs/CEUGuidanceDrugInteractionsHormonal.pdf)

"抗生素相关性腹泻"（第20页）。

> 窄谱青霉素类

窄谱青霉素类主要针对革兰阳性菌，它们可被β-内酰胺酶灭活。

青霉素Ⅴ具有酸稳定性，虽然食物会影响其吸收，但可口服。它没有青霉素G活性强。青霉素Ⅴ是治疗急性牙源性感染的首选药物，85%的口腔细菌对其敏感。虽然对阿莫西林敏感性稍高（91%），但其应保守使用，主要是防止由肺炎链球菌引起的相关感染的耐药性的发展。青霉素Ⅴ比阿莫西林更少引起患者的胃肠道问题，且很少引起皮疹。

苄青霉素（青霉素G）主要是胃肠外注射，必要时胃肠外给药的方式是易感情况的一种治疗选择。

抗葡萄球菌活性的窄谱青霉素类

双氯西林、氟氯西林对由金黄色葡萄球菌产生的β-内酰胺酶较稳定，它们可以通过口服稳定地吸收；但是由于食物会减少吸收，最好在餐前30min到1h服用。理想的情况下，应该每6h给药一次，但由于一些现实的原因（如用于儿童）一天4次给药，平均分配在患儿醒着的时间。很少在一般的牙科治疗中应用。

氟氯西林一般耐受性良好，但是极罕见的情况下可能与胆汁淤积性黄疸的发生有关，尤其是用于老年患者的长期治疗时。这可能发生在口服或静脉注射治疗6周后。可能会持续几个月，有可能是不可逆的，极少见的情况下有可能致命。双氯西林很少造成不可逆肝毒性而更多地导致输液性静脉炎和间质性肾炎。对于需要长期治疗的患者，口服双氯西林相较于氟氯西林更适合。

在本指南中，双氯西林/氟氯西林指双氯西林或氟氯西林。

> 中谱青霉素类

氨基青霉素类，阿莫西林和**氨苄西林**，对革兰阴性菌

（如大肠埃希菌、流感嗜血杆菌）比青霉素有更强的抗菌性，但易被能产β-内酰胺酶的菌株所破坏。

阿莫西林比氨苄西林口服吸收更好，极少受食物影响且每日服用量较小，但非胃肠道给药时二者是等效的。阿莫西林和氨苄西林可增加服用嘌呤醇（用于预防痛风）患者皮疹的可能性。

在本指南中，阿莫西林/氨苄西林指阿莫西林或氨苄西林。

广谱青霉素类（β-内酰胺酶抑制剂的组合）

β-内酰胺酶抑制剂**克拉维酸**抑制由金黄色葡萄球菌、脆弱拟杆菌和流感嗜血杆菌产生的酶，以及大多数大肠埃希菌和肺炎克雷伯菌中产生的β-内酰胺酶。克拉维酸本身抗菌活性很小，但与阿莫斯林合用时显著增加其抗菌谱。这种组合专门用于产β-内酰胺酶的生物体治疗。不需要使用额外的厌氧菌抗生素（如甲硝唑）与β-内酰胺酶抑制剂联合。

阿莫西林+克拉维酸联合应用可引起腹泻和肝毒性，这种不良反应发生的频率比单用阿莫西林更多。

> 阿莫西林+克拉维酸不应作为一线药物用于牙源性感染。

（2）头孢菌素类

头孢氨苄、头孢唑林为中谱头孢菌素类，具有相似的抗微生物活性。它们对链球菌和葡萄球菌，包括产β-内酰胺酶金黄色葡萄球菌敏感。革兰阴性抗菌谱包括大肠埃希菌和大多数克雷伯菌属，但对许多革兰阴性需氧菌是无效的（如肠杆菌和假单胞菌属）。它们对革兰阴性厌氧菌脆弱拟杆菌和相关菌种无效。

最常见的不良反应为腹泻、恶心、皮疹、嗜酸性粒细胞增多症、药物热、电解质紊乱、疼痛和炎症（注射部位）。也可见"抗微生物药物超敏反应（变态反应）"（第19页）和"抗生素相关性腹泻"（第20页）。

3.1.2.2 糖肽类

万古霉素和**替考拉宁**是广谱抗各种革兰阳性菌药物；对革兰阴性菌不敏感。糖肽类有时被用于治疗对青霉素过敏患者的敏感菌严重感染，万古霉素或替考拉宁可用于预防对青霉素过敏患者的感染性心内膜炎。

替考拉宁可肌内注射或缓慢静脉注射。为了避免产生组胺释放反应，万古霉素静脉滴注应缓慢，通常被称为"红人"综合征。

3.1.2.3 林可酰胺类

克林霉素和**林可霉素**对革兰阳性需氧菌和大多数厌氧菌敏感。它们被用作对常规治疗不耐受或有耐药性患者的第二线治疗。

克林霉素有口服和注射两种制剂，林可霉素仅有注射制剂。在澳大利亚没有克林霉素口服液体制剂销售，但50mg/mL的克林霉素溶液可以由150mg胶囊的内容物于2mL水中获得，将此溶液吸进注射器，配至体积为3mL（必要时）。所需体积的溶液应与果汁或软食品混合，以在服用前掩盖药味。

克林霉素口服吸收良好。静脉剂量应缓慢给药，以避免引起严重的心律失常。

林可酰胺类最常见的不良反应有腹泻（参见"抗生素相关性腹泻"，第20页）、恶心、呕吐、腹部绞痛、腹痛、金属味（静脉注射）、瘙痒和皮疹。

3.1.2.4 大环内酯类

大环内酯类很少在牙科应用，虽然**罗红霉素**可用于治疗青霉素过敏患者的急性牙源性感染。体外实验中，罗红霉素对一些口腔细菌敏感，如草绿色链球菌和革兰阳性厌氧菌。然而，对于革兰阴性厌氧菌，其活性变化范围很大；脆弱拟杆菌和梭杆菌属对其有耐药性。

罗红霉素不良反应更温和，药物相互作用更少，对口腔病原菌抗菌活性更强，所以比红霉素适用性更强。

大环内酯类药物最常见的不良反应有恶心、呕吐、腹泻、腹痛、痉挛、头痛、呼吸困难、咳嗽和念珠菌感染。

3.1.2.5 硝基咪唑类

甲硝唑和替硝唑有广谱的活性，包括革兰阴性厌氧菌如脆弱拟杆菌、革兰阳性厌氧菌如梭菌属以及厌氧原虫。甲硝唑是进展性颈部感染和急性溃疡性龈炎的首选药物。

甲硝唑可用作静脉注射；然而，优良的吸收说明其可以替代片剂或栓剂。在本指南中，用于治疗混合性需氧菌和厌氧菌感染时，甲硝唑建议剂量为400mg 口服，500mg 静脉注射，每次间隔12h给药，以增加患者的依从性。该剂量方案仅基于基础药代动力学数据及最小抑菌浓度，而非正式的临床研究数据。

替硝唑只可用作口服，其半衰期比甲硝唑长，所以不常单独给药。

硝基咪唑类最常见的不良反应是恶心、腹泻和金属味。硝基咪唑类能与酒精作用引起双硫仑样反应（严重的肠绞痛、潮红、心动过速、恶心和呕吐）。应告知患者治疗期间避免接触酒精，替硝唑治疗后至少24h或甲硝唑治疗后72h避免酒精。甲硝唑还可抑制华法林代谢，增加其浓度和出血的风险，所以患者服用华法林期间应该监测国际标准化比值（INR）。

3.1.2.6 四环素类

四环素类通常具有广谱抑菌活性，包括革兰阳性菌和革兰阴性菌、衣原体、立克次体、支原体、螺旋体、一些非结核分枝杆菌和某些原虫。四环素类很少用于一般牙科操作，但可用于牙齿脱位，有助于防止牙根吸收。

多西环素在大多数情况下是首选的四环素类，每日给药一次可提高患者的依从性，肾功能损害的患者不需调整剂量。**地美环素**和曲安奈德联用可作为根管糊剂（请参见"用于牙内的糖皮质激素"，第35页）。

　　四环素类在儿童8岁或以下儿童中禁忌使用，因为四环素类会螯合钙离子，并整合进入羟基磷灰石，影响牙釉质和牙本质的发育，导致牙齿变色以及牙釉质发育不良。它们也可沉积在骨中，引起畸形和骨生长抑制。由于牙本质的发育持续到8岁，临床医师对12岁以下儿童应避免使用四环素类。四环素类的安全使用期为妊娠头18周（受孕后16周），在这之后使用可能影响孩子牙齿的形成以及造成牙齿变色。妊娠期肝坏死较为少见。没有适当的替代药物时，哺乳期女性短期应用（7～10天）是可行的。

　　所有四环素类均可引起胃肠道症状。服用任何四环素类都可能引起食管炎，所以患者应该在进食后喝一整杯水并保持直立至少30min后再口服药物。光敏性反应可以发生于服用任何四环素类后，但多发生于多西环素，所以建议服用药物后注意防晒。念珠菌增生也可以发生于服用任何四环素类后。

　　有几种重要的与四环素类相互作用的药物。抗酸药使四环素类的吸收减少，故四环素类口服与抗酸药应相隔2h。一些药物（如卡马西平、苯妥英钠）可降低血浆多西环素浓度。四环素类可增强华法林的活性，服用华法林的患者应该监测INR。

3.1.3　抗真菌药物

3.1.3.1　咪康唑

　　咪康唑是有广谱抗真菌菌活性的咪唑衍生物，可作为局部2%口服凝胶，用于治疗口腔念珠菌病。

　　应告知患者饭后使用，吞咽前尽可能长时间地将药物保存在口腔内，症状消失后应持续应用7天，以防残留的孢子萌发。

外用咪唑类制剂可引起局部刺激，但罕见过敏。口腔黏膜使用咪康唑可能引起服用华法林患者INR值升高。

3.1.3.2　多烯类

制霉菌素、两性霉素对念珠菌属非常有效，可以局部用于口腔黏膜治疗念珠菌病，因为它们不会在黏膜或胃肠道中有任何明显的吸收。

两性霉素可作为含片，建议患者在饭后服用，以减轻恶心的不良反应。制霉菌素可作为口服滴剂，建议患者饭后服用，在吞咽前尽可能长时间含在口内。

口腔局部使用多烯类很少有不良反应。最常见的不良反应为轻微的胃肠道症状（如恶心、呕吐、腹泻）。

3.1.4　抗病毒药物

3.1.4.1　鸟嘌呤类似物

阿昔洛韦、泛昔洛韦和**伐昔洛韦**可有效对抗单纯疱疹病毒和水痘-带状疱疹病毒。阿昔洛韦吸收不佳，肠道吸收不规律，甚至还不如经皮途径吸收好。伐昔洛韦是阿昔洛韦的前药，口服生物利用度比阿昔洛韦有提高。泛昔洛韦肠道吸收好。泛昔洛韦和伐昔洛韦每天口服剂量比阿昔洛韦少，一般耐受性良好。

外用阿昔洛韦和**喷昔洛韦**可用于治疗单纯疱疹病毒感染（单纯疱疹性唇疱疹）。为获得最佳治疗效果，应尽可能在早期应用，特别是治疗复发性疱疹。常见的不良反应包括短暂的刺痛或灼烧感。应尽量避免黏膜（如嘴、眼睛或阴道）局部用阿昔洛韦和喷昔洛韦，因为可能引起刺激性反应。

3.2　镇痛药

三大类药物用作口腔和牙齿的镇痛药——非甾体抗炎药（NSAIDs）、对乙酰氨基酚和阿片类药物。

3.2.1 非甾体抗炎药

3.2.1.1 一般原则

非甾体抗炎药（NSAIDs）是最常用的镇痛药。许多患者自行使用非甾体抗炎药缓解疼痛问题（如头痛、肌肉疼痛、痛经、牙痛）。

非甾体抗炎药可缓解由于组织损伤造成的炎症相关的疼痛，而且有直接的抗炎作用。它们通过抑制环氧化酶（COX）发挥其主要作用，进而降低花生四烯酸促炎症介质（前列腺素）的合成。非甾体抗炎药可以在身体外周部位（如已经发生组织损伤的部位）及中枢神经系统起效。

由于牙齿疼痛多数起源于炎症，非甾体抗炎药可以治疗急性牙痛。非甾体抗炎药也能有效地治疗骨的疼痛，这使其在治疗牙痛中非常有效。非甾体抗炎药可单独用于轻度至中度疼痛，但严重的疼痛通常需要另外的镇痛药，如对乙酰氨基酚。

镇痛药，特别是非甾体抗炎药的抗炎作用与剂量相关。低剂量可缓解疼痛，但更有效的抗炎作用需要更高剂量（如布洛芬单一剂量200mg可能会暂时缓解疼痛，但要减少炎症反应，至少需要400mg；600mg更有效）。然而，不良反应也与剂量相关，必须权衡患者的镇痛需求与不良反应（见下文的不良反应）。剂量间隔对于维持治疗血浓度很重要。这些药物在规定的治疗过程中，应使用常规剂量的疗程时间间隔，而不是在患者感到疼痛或不适的情况下使用。向患者宣教如何正确使用非甾体抗炎药非常重要。

有许多不同的非甾体抗炎药有用，它们具有相似的疗效。因此，药物的选择在很大程度上基于安全性、可用性、成本和临床路径的需要。每种非甾体抗炎药的药代动力学特征差异很大。最常用于口腔、颌面部疼痛的非甾体抗炎药是**布洛**

芬和阿司匹林。布洛芬的镇痛效果比对乙酰氨基酚＋可待因组合更强。

3.2.1.2 不良反应、相互作用和注意事项

所有的非甾体抗炎药都有潜在的不良反应，这些应与患者讨论（见表3-2）。老年患者对非甾体抗炎药相关不良反应的风险更高，他们需要非甾体抗炎药治疗时应仔细评估。

非甾体抗炎药可引起胃黏膜糜烂、消化性溃疡（胃及十二指肠），并增加上消化道并发症的风险（出血、穿孔）。这些不良反应可能有症状出现，也可能没有症状表现出来。严重胃肠道不良事件的发生风险与非甾体抗炎药给药剂量有关。风险也与患者的具体情况相关（见框3-3）。

对于有明确非甾体抗炎药过敏史、活动性消化道溃疡病或消化道出血的患者来说，该类药通常是禁用的（特别是非甾体抗炎药诱发的哮喘）。16岁以下儿童不能使用阿司匹林用于镇痛，因为它可能引发罕见的Reye综合征。

非甾体抗炎药可与许多药物发生相互作用，包括血管紧张素转换酶抑制药、血管紧张素Ⅱ受体拮抗药、某些细胞色素P450酶抑制剂、某些利尿药、锂和华法林。

非甾体抗炎药可作为非处方药和处方药；在不同的市场有不同的剂量包装。给患者详细讲解正确的剂量和潜在的问题很重要。一些商业配方包括非甾体抗炎药与其他药物联合使用；注意结合详细用药史来确定每个组分的每日总剂量。

表3-2 非甾体抗炎药的不良反应

系统或器官	不良反应
心血管系统	血压升高、体液潴留、心肌梗死、卒中
神经系统	头痛、混乱、幻觉、人格解体的反应、抑郁、震颤、无菌性脑膜炎、耳鸣、眩晕、神经病变、中毒性弱视、短暂透明角膜沉积

系统或器官	不良反应
胃肠道系统	恶心、呕吐、消化不良、腹泻、便秘、胃黏膜刺激或表面、糜烂、消化性溃疡、食管炎和狭窄、大便出血、主要消化道出血、穿透性溃疡、小肠糜烂
血液系统	贫血、骨髓抑制、血小板聚集性下降
肝	肝毒性、暴发性肝衰竭
肾	肾小球疾病、间质性肾炎、肾血流量变化导致肾小球滤过率下降、肾小管功能改变、利尿药引起的尿钠排泄减少、肾素释放抑制、水肿
其他	鼻息肉患者哮喘、皮疹

框3-3　非甾体抗炎药致上消化道出血或穿孔的危险因素

· 老年人；

· 上消化道出血史；

· 消化性溃疡病史；

· 幽门螺杆菌感染；

· 药物，包括（按风险）抗凝血药、抗血小板药物、SSRIs和糖皮质激素；

· 有明显合并症者；

· 吸烟

SSRIs=选择性5-羟色胺再摄取抑制药。

3.2.2　对乙酰氨基酚

3.2.2.1　一般原则

对乙酰氨基酚（扑热息痛）通过抑制前列腺素在中枢神经系统的合成来发挥镇痛和解热作用。在治疗剂量下，抑制前列腺素的合成，在外周组织中不显著，所以对乙酰氨基酚具有较轻微的抗炎作用。

对乙酰氨基酚可用于减少每日所需非甾体抗炎药（NSAIDs）或阿片类药物的剂量，因此减少其不良反应的风险。其他适应证包括：

· 作为非甾体抗炎药的替代，包括非甾体抗炎药禁忌使用时（参见"非甾体抗炎药：不良反应、相互作用和注意事项"，第29页）；

· 轻度疼痛；

· 发热治疗。

对乙酰氨基酚口服后迅速吸收，血液浓度在10～60min内到达峰值，半衰期1～3h。对乙酰氨基酚可轻易经过脑脊液进入脑，并发挥主要的镇痛作用。大部分在肝脏首过代谢，并由肾脏排泄其代谢产物。

健康成年患者的剂量为每4～6h 0.5～1g，每天最大剂量4g（老年人和体弱者减量）。一些口服制剂被改良为缓释剂型，可以采取每8h给药一次。

对乙酰氨基酚剂型包括片剂和胶囊、缓释片剂、咀嚼片、泡腾片、口服溶液和悬浮液、栓剂以及注射制剂。对乙酰氨基酚可与其他镇痛药（如非甾体抗炎药、可待因）、减充血药、抗组胺药和止吐药等联用。一些联合药物没有规范的处方也可以使用。临床医生应熟悉可用制剂的范围，给患者提供建议。

3.2.2.2　不良反应、相互作用和注意事项

与其他药物相比，对乙酰氨基酚通常被认为是一种不良反应发生率比较少的镇痛药，患者很少可能会出现荨麻疹或红斑皮疹、发热或血液病。长期单独使用对乙酰氨基酚目前看来并不引起镇痛药肾病，它可用于治疗肝转移带来的疼痛；然而，对乙酰氨基酚用于肾或肝功能不全的患者时应谨慎。对乙酰氨基酚的耐受性和依赖性未见报道。

对乙酰氨基酚的剂量每周如超过3.5g，可能增加使用华法林患者的INR，服用华法林的患者应监测INR。

有可能出现不慎过量（见下文）。由于存在多种含有对乙酰氨基酚的产品，应告知患者考虑所有药物中对乙酰氨基酚的含量。应慎重采集用药史，以决定每日用药总剂量。开药时应注意，应用g或mg为单位注明对乙酰氨基酚的剂量，而不是片剂数量或液体体积。

3.2.2.3 过量

急性对乙酰氨基酚过量（成人一次摄入超过10g，儿童摄入超过200mg/kg）对生命可能造成潜在威胁。代谢物过量的可能超过可用性肝还原型谷胱甘肽解毒有害代谢产物的能力，导致严重的毒性与肝坏死。由于饥饿、禁食或其他急性肝损伤可能降低肝脏谷胱甘肽含量，这类患者即使对乙酰氨基酚所用剂量远低于正常量，也有可能发生毒性反应。对乙酰氨基酚过量是需要及时发现和处理的紧急情况（评估和管理见《治疗指南：毒理学与野外急救分册》）。过量的临床症状可能需要几天的时间才能出现，因此，应立即进行肝生化、肾功能检查和血浆对乙酰氨基酚的浓度监测。

3.2.3 阿片类药物

3.2.3.1 一般原则

阿片类药物（毒品）一般用于严重的疼痛（如严重术后疼痛、急性损伤、慢性癌痛）。阿片类药物有**可待因**（是牙科最常用的阿片类药物，见第33页）、**吗啡、羟考酮、曲马多**。阿片类药物在各大系统中都有许多显著不良反应（见表3-3），应慎用。使用时需要了解阿片类药物的知识和它们的相对适应证、配方和给药途径、潜在的不良反应，以及如何处理这些不良反应。

阿片类药物作用于脊髓上、脊髓和外周的特异性受体。它们可以阻断任何形式的疼痛，不仅仅是组织损伤产生和炎症造成的疼痛。正常的临床剂量使用还可抑制患者对疼痛的情绪反应，也许比抑制疼痛本身更有效（如患者仍可感受到疼痛，但他们可以容忍或更好地应对它）。

3.2.3.2 不良反应、相互作用和注意事项

阿片类药物的不良反应总结于表 3-3。超敏反应可表现为皮肤瘙痒、荨麻疹、皮疹和支气管痉挛。阿片类戒断综合征包括躯体疼痛、腹泻、"鸡皮疙瘩"、食欲缺乏、紧张或不安、流鼻涕、打喷嚏、震颤或发抖、胃痉挛、恶心、失眠、出汗、打哈欠、乏力、心动过速和不明原因的发热。

同时使用中枢神经系统抑制药（如镇静药、催眠药、抗精神病药、抗抑郁药、麻醉药、酒精）可能增加阿片类药物的呼吸抑制作用。联合使用抗胆碱药（如三环类抗抑郁药、阿托品）可能会增加便秘、尿潴留和精神错乱风险。诱导或抑制肝细胞色素 P450 系统的药物可能影响阿片类药物的血液浓度，导致药效下降或发生毒性反应。可被影响的阿片类药物包括曲马多、可待因。

阿片类药物依赖者的最佳镇痛很难实现，可能需要专家建议。

3.2.3.3 可待因

可待因代谢为吗啡，这是可待因镇痛作用的最主要机制。约 7% ～ 10% 的白种人及 1% ～ 2% 的亚洲人是可待因弱代谢者，不能利用可待因达到镇痛效果。在这些人中，增加剂量是没用的，因为可待因本身可以引起便秘和嗜睡。

可待因可口服，作用时间 4 ～ 6h。关于阿片类药物不良反应、相互作用和注意事项，见上文。

表3-3 阿片类药物的不良反应

系统	不良反应
心血管系统	延髓迷走神经核刺激引起的心动过缓 吗啡及其类似物释放的组胺，可能导致在静脉注射时引起血管扩张和低血压 外周围血管扩张和压力感受器反射抑制的体位性低血压
皮肤系统	出汗、潮红 组胺释放引起的荨麻疹和瘙痒
胃肠道系统	呕吐、厌食、胃肠蠕动减弱、胃张力增加、胃排空延迟、减缓消化减慢、大肠中转时间延长、肛门括约肌张力增加、便秘（是由外周和中枢的μ受体激动剂和δ受体激动剂引起）
肌肉骨骼系统	胸壁僵硬（芬太尼和芬太尼类似物可引起）、肌阵挛
神经内分泌系统	下丘脑效应（包括抑制促性腺激素释放激素和促肾上腺皮质激素释放因子）导致促性腺激素、促肾上腺皮质激素、β-内啡肽、睾酮和皮质醇水平下降，催乳素增加 μ受体激动剂可增加抗利尿激素的释放（导致体液潴留或水肿），κ受体激动剂抑制抗利尿激素释放
神经系统	剂量依赖性的精神混沌、谵妄、镇静、恶心和呕吐、咳嗽抑制、瞳孔缩小、呼吸抑制或呼吸暂停、肌阵挛性高剂量兴奋现象、单纯疱疹病毒的再活化（脊髓和硬膜外吗啡） 椎管内使吗啡和氢吗啡酮后，中枢神经系统不良反应可能大大推迟（6～12h）
呼吸系统	剂量相关的呼吸抑制（在睡眠或同时使用镇静药、催眠药、酒精和麻醉药时更为明显） 由于组胺释放引起的支气管痉挛
泌尿系统	尿潴留与排尿困难、外括约肌张力增加、逼尿肌肌张力减弱、抗利尿作用

3.3 糖皮质激素

糖皮质激素对于治疗许多牙科和口腔黏膜炎症很有效。在使用之前必须有完整的医疗和用药史，并有准确诊断。

在牙科，糖皮质激素可牙内使用（用于牙齿内部）、局部口腔黏膜或全身给药。给药者应选择最有效的方式。牙髓或局部口腔糖皮质激素是首选的给药位置，这些部位给药通常可以发挥最大药效且全身不良反应少。

3.3.1 用于牙内的糖皮质激素

糖皮质激素联合抗生素用于治疗牙髓病及牙周病。由于几乎所有牙髓和根尖周病都是炎性的，所以糖皮质激素成分应包括在内。因为这些疾病通常由牙齿、牙髓或根管系统的细菌引起。

糖皮质激素-抗生素复合物有两种形式直接可用，即水溶性糊剂和坚硬的水门汀。使用的形式取决于需要治疗的情况以及在哪里放置材料。

糖皮质激素-抗生素**糊剂**作为根管消毒药物（用于牙齿的根管系统内）在根管治疗中使用。该剂型可作为一种快速、可靠的用药来缓解不可逆牙髓炎疼痛。它也被用作根管封药来减轻根尖周炎症（急性或慢性根尖周围炎），因为疼痛常常是与不可逆性牙髓炎和根管内感染有关。糊剂也用作根管内封药物预防和治疗多种形式的炎症（如炎症性根内吸收、炎症性根尖外吸收、炎症性根侧吸收）。根管内糖皮质激素糊剂的另一种作用是减少由于牙齿脱位以及挫入造成的牙齿外部替代性吸收，这是因为糖皮质激素糊剂能够抑制破骨细胞的活性。商品化的剂型包括克林霉素或地美环素与曲安奈德。

糖皮质激素-抗生素**水门汀**是用在牙冠内部作为洞衬或垫底的一部分，作为间接盖髓剂或直接盖髓剂，或作为有可逆性牙髓炎患牙修复前的牙髓切断剂。商业制剂通常也含有各种其他物质（如碳酸钙、氧化锌、丁香酚）。水门汀是一种粉末和液体，混合成糊状后放在牙本质或已经暴露的牙髓上；然后它会自行硬固。

3.3.2　局部应用糖皮质激素

3.3.2.1　一般原则

局部应用糖皮质激素具有抗炎和免疫抑制作用，对一些皮肤、黏膜以及皮肤黏膜疾病有效。天然氢化可的松的改性分子已经产生了一系列具有不同消炎效力的药物（见表3-4）。了解这种效力对于它们有效和安全的临床使用是至关重要的。效能取决于使用的浓度、化合物的内在活性以及穿透表皮或黏膜屏障的能力，这可能会受其应用载体和方法的影响。不同部位口腔黏膜通透性有所不同。角化程度高的咀嚼黏膜（腭裂、舌背和牙龈）通透性弱于未角化的内衬黏膜（口底和舌腹）。糖皮质激素的累积效应取决于应用频率和持续时间。

除非有临床诊断，否则不能局部应用糖皮质激素，这就需要制订使用糖皮质激素的注意事项。根据发病机制来制订合适的方案很重要，同样，这一方案的治疗结果可以与患者解释及讨论。例如，口腔扁平苔藓的用药适应证和治疗结果与类天疱疮以及阿弗他溃疡是完全不同的。

大多数黏膜病变的发展经过几个阶段（如阿弗他溃疡可能有前驱期、溃疡前期、溃疡期、间歇期和愈合期）。必须确定疾病的阶段以协助治疗。确定疾病阶段有助于确定是否适合使用糖皮质激素，如果有必要使用，有助于确定适当的效价、用药方法、治疗方案、给药频率、疗程和预期治疗结果。

表 3-4　口腔黏膜局部应用糖皮质激素的性质

药物	强度	形式①	口腔黏膜临床效价②	用途
氢化可的松	1%	软膏	温和	小黏膜炎症、唇炎（不适合角唇炎）
曲安奈德	0.02%	软膏	中度	黏膜炎症
戊酸倍他米松	0.02%、0.05%	软膏	中度	黏膜炎症（如阿弗他溃疡、扁平苔藓苔藓）（慎用）
戊酸倍他米松	0.1%	软膏	强效	黏膜炎症（如阿弗他溃疡、扁平苔藓苔藓）（慎用）
丙酸倍他米松	0.05%	软膏	强效	黏膜炎症（如阿弗他溃疡、扁平苔藓、类天疱疮、天疱疮）（慎用）
醋丙甲泼尼龙	0.1%	软膏	中度	黏膜炎症（如阿弗他溃疡、扁平苔藓）（慎用）
糠酸莫米松	0.1%	软膏	强效	严重炎症（如糜烂型扁平苔藓）（慎用）

① 在口腔内，使用膏剂为首选，因为泡沫类药物在提高药物接触时间上效力更低。

② 糖皮质激素应用于口腔黏膜时与其在口腔内使用不同。

早期应用糖皮质激素，大多数黏膜疾病反应较好（如当阿弗他溃疡处于前驱期和溃疡前期阶段局部应用糖皮质激素效果较好，由于这种疾病具有良好的细胞介导的免疫病理机制）。

局部糖皮质激素可以应用于口腔内，使用建议见表3-4。在口腔内，软膏是首选，因为泡沫状药剂接触时间较短。一般来说，每日2次应用是足够的，频繁使用并不会增加药效。大多数区域可以通过少量涂抹辅以短暂的轻柔地摩擦组织，而非刮擦组织。如果长时间应用，例如在牙龈糜烂性情况下，应使用特制的覆涂器。

临床医生必须全程谨慎使用糖皮质激素，除非有明确的用药指征并熟悉其使用，否则尽量避免使用强效药物。长期使用强效糖皮质激素需要严格监控患者情况。通常这种用法代表医师缺乏对疾病机制的理解以及来自于患者和医生对治疗的不切实际的期望（即希望治愈/解决问题，而不是减轻症状和控制病情）。

3.3.2.2　一般使用原则

大多数在澳大利亚销售的皮肤局部应用糖皮质激素的市场包装是相对应的。因此，重要的是，患者必须了解处方药的性质，并保证在遵医嘱使用时，该药在口腔内用药是安全的。医生手写的口头指导和处方分开也会使患者受益，因为药剂师或主治医生可能不够熟悉这些药物的口腔内使用从而提供相反的建议（偶尔，某些药物在"只可局部应用"的基础上没法配药）。口腔内糖皮质激素需要考虑的因素见框3-4。

一定要注意在某些特殊情况下患者使用糖皮质激素时，必须告知患者药物的潜在的不良反应，并嘱其定期检查（不良反应见第39页）。

局部应用糖皮质激素时，使用必须是精确的和可控制的。许多常用的局部糖皮质激素是中效到强效，有时，医生或者患者都会不赞成这样的处方。一般准则是处方最低效价、最小的剂量、最短的时间用。超出本指南的使用需要专家的指导建议。

治疗的目标应该被定义和解释给患者。可能是：

- 仅缓解症状；
- 完整去除病灶（如轻型阿弗他溃疡）；
- 愈合但是会留有可见的组织改变（如重型阿弗他溃疡）；
- 慢性病的临床治疗（如萎缩型扁平苔藓）。

框3-4　口腔局部应用糖皮质激素时需要考虑的事项

· 使用糖皮质激素时最好用一个洗净的手指垫。戴棉尖的喷头可能会在不经意间损伤脆弱的萎缩性黏膜。

· 糖皮质激素应适用于湿黏膜。在应用前干燥组织也许是一种本能习惯，但是干燥时用药可能造成组织损伤。

· 局部应用糖皮质激素后避免食物和饮料的说法看似有道理，但实际上是不需要的，因为糖皮质激素的吸收非常迅速。

· 一般方便的使用时间是在早晨和晚上漱口后。

· 当药膏不那么容易附着在组织上时，患者很容易沮丧。可用很简单的方法来克服这个问题，例如轻柔地用手指垫来擦拭，而且这种简单的方法就已经足够。

· 使用特殊应用方法（如喷雾剂、黏合剂）的患者需要额外的书面解释。

3.3.2.3　不良反应、注意事项和禁忌证

　　局部糖皮质激素的不良反应可能是由于局部对皮肤或黏膜的作用，或由于药物吸收后的全身性影响（见"全身糖皮质激素"中全身不良反应的讨论，第40页）。随着效价的增加，不良反应强度增加。当口腔黏膜局部应用糖皮质激素，全身吸收通常是有限的，但需要注意的是，局部使用强效糖皮质激素需谨慎。

　　在口腔内，不良反应通常有些隐蔽，但在面部和嘴唇很明显。糖皮质激素在面部真皮层渗透更大，所以该部位只适合用温和的激素（如氢化可的松）。在某些情况下，更强效的糖皮质激素（如醋丙甲泼尼龙）可间歇使用长达2周。如果2周后没有好转，不考虑继续使用，需要重新考虑诊断并寻求专家建议。

　　潜在的局部皮肤影响包括：

· 真皮胶原的流失，导致皮肤萎缩，形成皮纹，脆弱和容易瘀伤；

· 毛细血管扩张症（血管突出的发展）；

· 促进感染；

第3章　了解相关药物

39

• 特异性反应（如过敏性接触性皮炎、口周皮炎）。

最常见的不良反应为口腔局部使用糖皮质激素引起的口腔念珠菌病二次感染、恶心、不耐受（如因为味道不佳）、难治性反应、黏膜萎缩和延迟愈合。二次口腔念珠菌病感染会导致治疗中断以及有效治疗延迟。在许多情况下是可预期的，并可以同时使用预防和阻断策略。例如，唾液腺功能衰退或义齿造成的萎缩性念珠菌病的患者，或使用糖皮质激素吸入器以及过角化病变的患者（念珠菌是嗜角质的），更易患念珠菌病。

许多口腔黏膜疾病会导致组织萎缩，尤其是舌头上的（如扁平苔藓），甚至能在病变问题解决后或进入静止期后持续存在。长期使用局部用糖皮质激素复合物的部位有可能萎缩。监测患者的使用和依从性，并根据所经历的感观障碍来调节使用。

效价更大，撤药后反弹的风险也会增加。很多时候，一个剂量减少到完全停止或有时仅为维持水平，对患者相对更有益。

局部用糖皮质激素不能用于没有适当抗菌谱的感染。一般情况下，感染或易于患病的人群在开始局部用糖皮质激素前就应有治疗方案。如果怀疑是病毒感染性疾病时避免局部使用糖皮质激素，因为它们阻止细胞毒性T淋巴细胞附着于病毒感染的细胞，从而无法控制炎性局部症状如带状疱疹。当使用可能增强接触时间和全身吸收的方法时，应考虑系统禁忌证，包括肺结核复发的可能性。这包括使用闭合性的设备，如定制喷头和糖皮质激素漱口水。高血压或糖尿病患者也需谨慎。

3.3.3 全身使用糖皮质激素

全身使用糖皮质激素通常不适合一般牙科。它们是高效药物，当不良事件罕见且持续时间短时全身用药有重大意义。在可能的情况下，首选局部糖皮质激素，因为它们的免疫抑制要少得多（见"局部应用糖皮质激素"，第36页）。

一些口腔黏膜炎性时，需要全身糖皮质激素。全身糖皮质激素仅应使用在被评估为适合治疗的患者（如没有禁忌证）和选择做这种治疗的患者。全身糖皮质激素可有效治疗术后严重肿胀、严重创伤，以及根尖神经肉芽和去除急性炎症的牙髓后的急性根尖周围炎。所有这些情况通常需要专科医师治疗。

全身糖皮质激素使用的主要限制因素是不良反应的发展，影响可能很广泛且与剂量相关。大剂量泼尼松龙或泼尼松治疗超过每天10mg或者超过3周可能是肾上腺抑制的主要原因。服用糖皮质激素的患者应该在术前增加剂量。没有在手术前增加糖皮质激素剂量的患者可能在手术应激后6～12h出现艾迪生病（肾上腺）危象（见"肾上腺疾病：牙科问题"，第148页）。

3.4 局部麻醉药

见"局部麻醉药"一章（第107～116页）的详细信息。

3.5 抗焦虑药和镇静药

根据给药的剂量，被分类为抗焦虑药和镇静催眠药的药物可镇静患者和缓解焦虑（抗焦虑作用）、促进睡眠（镇静作用）和诱导睡眠（催眠作用）。所有的抗焦虑药和镇静药都是中枢神经系统（CNS）抑制剂。最常用于口腔焦虑和镇静的药物是苯二氮䓬类（见下文）。

药物依赖、耐受和戒断的发展是患者和医生关注的主要问题。更多信息参见第43页。

3.5.1 苯二氮䓬类

3.5.1.1 一般原则

苯二氮䓬类是最常处方的抗焦虑药和镇静药，因为其有良好的药效且不良反应发生率相对低。它们通过增强γ-氨基丁酸（GABA）在GABA$_A$受体上的作用，导致神经元抑制。

苯二氮䓬类一般迅速完全吸收，口服后0.5～2h血药浓度达峰。通过葡萄糖醛酸化代谢并失活，然后通过氧化反应产生有活性的代谢物。这类药物之间最大的区别在于不同的药代动力学特性。没有证据支持任何患者同时使用一种以上该类药物。

> 并没有理论基础支持同一个患者身上同时使用多种苯二氮䓬类药物。

3.5.1.2 不良反应、相互作用和注意事项

嗜睡是常见的初始反应。精神运动的表现可能会受损，会有一些记忆功能影响。老年人特别容易受到不良反应的影响，如共济失调（随之而来的跌倒和受伤）、混乱、记忆丧失和认知障碍。苯二氮䓬类可以诱发谵妄。在年轻患者，共济失调、眼球震颤、肌肉无力、构音障碍报道较少。口干和视物模糊有时发生。

镇静可以持续到服药后第二天（即使是短效药物），酒精和其他中枢神经系统抑制剂（如阿片类药物）的影响可以显著增强药效。应警告患者，这可能影响其安全驾驶和安全操作机器的能力。

潜在的耐受性、依赖性和戒断症状是重要的考虑因素（见下文）。依赖性在短期内服用治疗剂量的患者很少发生（如1～2周）。所有的苯二氮䓬类均可产生戒断症状；可能是生理性的，也可能是心理性的，与服用的剂量和疗程相关。与苯二氮䓬类的镇静和催眠作用相比，耐受性更强，耐受程度不同。不同患者的耐受程度不同。有吸烟和酒精史的患者可能会倾向于更加依赖或故意滥用苯二氮䓬类。

苯二氮䓬类避免应用于重症肌无力、严重呼吸障碍或严重

肝功能损害患者。

3.5.1.3 地西泮和替马西泮

地西泮和替马西泮广泛用作抗焦虑药和镇静药。地西泮也被用作肌肉松弛药和抗癫痫药。

地西泮有片剂、口服液和注射剂。它从肠道中吸收，其最佳临床效果在给药后1h。地西泮的半衰期为14～70h；它的主要代谢产物去甲西泮，仍有显著的中枢神经系统抑制活性。替马西泮起效迅速，相对半衰期较短（3～25h），无活性代谢物。替马西泮只有片剂。

苯二氮䓬类的不良反应、相互作用和注意事项，请参见第42页。

3.5.2 依赖性、耐受性和戒断

耐受性是一种生理状态，在重复给药后，给定剂量的药物产生的效果下降，或必须采取越来越大的剂量，以获得与原来剂量相同的效果。

当需要反复用药以防止特征性戒断综合征时，就发生了**生理依赖**。

药物依赖是一种行为综合征，个体受到无法抑制的驱动来服用药物，通常无视医疗和社会后果，而且他们表现得好像服用药物是生存所必需的。"成瘾"这个词最准确地表示了这种依赖。耐受性和戒断性反映了最常用的DSM-IV-TR诊断标准中的物质依赖性中7个标准中的2个（更多信息见《治疗指南：精神病分册》）。一些药物类（如选择性5-羟色胺再摄取抑制药）与戒断综合征相关，但服用这些药物的患者并不表现出进一步依赖。

有某种物质使用混乱，尤其是酒精或阿片类药物，或者有混乱用药史的患者，发展成苯二氮䓬依赖的风险会尤其高。由于多种药物混用很常见，如果一种物质的滥用问题已经确

定，调查其他几种物质的使用情况就很重要了。随着使用药物频率增加，一系列的精神疾病的发生频率也增加。最常见的是抑郁、焦虑障碍（特别是社交恐惧症）和人格障碍。也应认识到，许多精神病患者使用的药物，如酒精、大麻和苯丙胺。

处方依赖性药物见"关于处方和处方内容的立法"（第11页）。

3.6 漱口水

漱口水可以作为：

· 防腐剂以减少口腔微生物的数量（如牙周疾病、口臭、龋齿）；

· 氟化物治疗龋齿；

· 消炎药（如用于口腔黏膜病）；

· 镇痛药（如口腔黏膜炎）。

关于牙周病是否使用抗菌漱口水尚有争议，然而，有漱口水有益的具体例子（例如，当炎症限制正常刷牙时，牙龈炎患者可短期使用）。这些漱口水只对龈上菌斑有效，并不能有效进入龈间隙或牙周袋。因此，它们不适合作为牙周病的唯一治疗手段。应告诉牙周病患者规范的治疗是专业的根面平整术以及严格维护口腔卫生（见"牙龈炎"，第54页；"牙周炎"，第55页）。

不推荐仅使用漱口水来维持口腔卫生。口腔卫生的维持主要是刷牙和使用牙线。然而，使用含氟漱口水对于龋病高危患者有明显益处（参见"氟化物"，第50页）。

虽然使用消炎漱口水可以缓解口腔黏膜炎症状，局部应用糖皮质激素通常是最有效的治疗方法，见"口腔黏膜病"（第71～87页）和"局部应用糖皮质激素"（第36页）。

3.6.1 使用含有酒精的漱口水

酒精会引起口腔黏膜脱水干燥。建议口腔黏膜病和口干的患者避免使用含酒漱口水，因为会加重病情。

目前关于含有酒精的漱口水和口腔癌之间可能存在联系尚有争议。在有定论之前，建议谨慎使用含有酒精的漱口水。

3.6.2 抗菌漱口水

3.6.2.1 氯己定

氯己定常用于漱口水，可有效杀菌和对抗真菌（包括酵母菌）。氯己定通过口腔表面吸收，所以其在长期内有效。通过这些机制，氯己定可以防止在干净的牙齿表面形成菌斑，但不减少已经存在的菌斑。因此，在可能的情况下，没有口腔机械清除菌斑措施不推荐单独使用。

作为漱口水，葡萄糖酸氯己定浓度通常为0.12%和0.2%。它也被用作喷雾剂、药膏、凝胶、溶液、敷料和粉末。缓释剂可局部用于牙周袋。

氯己定盐可引起皮肤反应，刺激黏膜表面和中断伤口愈合。氯己定漱口水和口腔凝胶可以使牙、修复体边缘、舌和颊变色；这种外在的染色是不是永久性的，可用专业化手段除去。氯己定也可引起烧灼感、改变口味和增加牙石的形成。因为这些原因，特别是为了防止染色的不良影响，氯己定通常短时间使用，最长2周。

3.6.2.2 聚维酮碘

聚维酮碘是碘复合物，具有抗菌、抗真菌和抗病毒特性，用于漱口水。它也用于皮肤清洁剂、抗菌霜、药膏、粉末、涂料，还用于一些消毒棉拭子和伤口敷料。

聚维酮碘可刺激皮肤和黏膜。它可被破溃的皮肤吸收，因此不推荐用于大的皮肤破溃处。

聚维酮碘不应在妊娠期或哺乳期使用，它有可能导致新生儿甲状腺功能减退症。

3.6.2.3 三氯生

三氯生是一种广谱抗菌药，用于漱口水和牙膏。它可有效抑制菌斑积聚。三氯生也有抗炎特性，这有助于减少牙龈炎症。三氯生也用于药皂和局部皮肤制剂。据报道，发生过过敏性接触性皮炎。

3.6.3 含氟漱口水

含氟漱口水见第50页。

3.6.4 苄达明

苄达明是一种非甾体抗炎药（NSAID），因此具有抗炎和镇痛特性。它可以用于暂时缓解口腔黏膜炎疼痛。用作漱口水、口腔凝胶和喷雾，有时与氯己定联合使用，浓度为 0.15% ~ 1%。

苄达明局部不良反应，如麻木、灼烧、红斑和皮疹，偶见报道。全身不良反应不常见也不严重。

延伸阅读

见第10页的"药物信息的来源"。

第4章

龋齿

龋齿（蛀牙）是一种局部牙体组织破坏导致的病理过程。这种疾病始于有机酸导致的牙齿硬组织脱矿。定植在牙菌斑中的口腔细菌通过在食物中发酵碳水化合物产生这些酸。龋齿的阶段示意图见图6-1。

在过去的三十年，由于氟化物的大规模使用，在大多数发达国家，龋齿的发病率有所下降。不过发病率已经趋于稳定，并有迹象表明儿童患龋率可能会增加。因此，预防龋齿仍然是一个重要的全球公共卫生问题。

4.1 病理学

牙菌斑是龋齿发生的必要因素。牙菌斑是一个定植在牙齿上复杂的生物膜。它是细菌群落及其产物的混合。这些细菌从可发酵碳水化合物中（尤其是饮食中的糖）产生有机酸（如乙酸、乳酸和甲酸酸）的能力不同。在生物膜中，频繁暴露于发酵碳水化合物会导致龋菌数量增加（如变形链球菌和乳杆菌属）。这些细菌在酸性环境中很容易存活，当暴露于含糖环境时，会产生大量有机酸，特别是乳酸。这会导致生物膜的pH值低于维持牙釉质矿物质含量的临界pH值（羟基磷灰石），导致牙釉质脱矿。

频繁暴露于可发酵的碳水化合物使很长时间内菌斑pH值都低于临界pH值，导致网状的牙釉质表面下层脱矿和"白垩斑"龋坏病变的形成。这些病变有一个相对完整的表面，但持续的表层脱矿可进展为龋洞。如果未处理，将会形成大而深的龋洞。一旦发生在牙本质内，龋坏将逐渐进展到牙髓，导致牙髓炎。

一旦牙髓炎发生，各种刺激会导致疼痛。最终，如果龋齿仍然未经处理，会发展为牙髓坏死以及根管系统感染，最终进展成根尖周组织炎症（称为根尖周围炎）。根管系统的感染也可以引起根尖周炎脓肿（见局部牙源性感染，第61页）和广泛性牙源性感染（见第63页）。

细菌菌斑脱矿能力可以概括几个因素，包括：

· 饮食——饮食习惯（频率）和饮食类型（如高糖含量）；

· 牙菌斑的数量和成分——致龋菌水平，以产生持续的低pH值环境的能力；

· 唾液成分和特性，如流量，缓冲能力，抗菌因子，钙、磷酸盐、氢氧化物和氟离子浓度，药物治疗效果（见"口干"，第85页）；

· 牙齿对龋的抵抗能力，例如，使用再矿化剂如局部涂氟（第50页），使用酪蛋白磷酸肽-无定形磷酸钙（第51页）。

4.2 处理

4.2.1 个体患龋风险评估

改变传统观点——龋病是一种传染病的看法、强调个体患龋风险评估、预防性策略和最小干预，有助于治疗龋病。

个体患龋风险评估包括量化风险因素，如唾液质量和数量、牙菌斑特征、饮食、口腔卫生习惯和含氟产品的使用❶。早期改善这些因素中的致龋部分是主要的预防策略（见"一般原则"，第49页）。

最小干预包括早期诊断和阻止龋坏进展（包括病变的化学处理），龋洞形成之后，用最微创的手段去除感染的牙体组

---

❶ Fontana M, Zero DT. Assessing patients' caries risk. J Am Dent Assoc, 2006, 137(9):1231-1239.

治疗指南·口腔疾病分册

织，并用牙科材料充填龋洞，不需要为了保证材料的固位而损害健康牙体组织。

早期的"白垩斑"病变可以通过传统的方法（如肉眼观察和影像学技术）以及激光和光敏荧光等新技术准确地检测和量化。这使得医师可以随时评估干预措施的影响。现在已经达成共识，可通过仔细吹干牙釉质和更强的可视化手段，在"白垩斑"出现之前龋就被发现。识别牙釉质的早期病变将有很大概率能够逆转和阻止龋坏发生。类似的情况也适用于暴露于牙根表面的病变，这些病变发生前会有大范围的质软物出现。

4.2.2　一般原则

在龋的早期阶段，龋洞形成前，以下几个方法可以用来阻止龋坏进一步发展和促进再矿化：

· 清洁牙齿以减少菌斑：
——每天至少用含氟牙膏刷牙两次（见第50页）；
——使用牙线，最好在刷牙前；
——使用其他牙间清理辅助措施；
——使用其他干预措施。

· 改善膳食，特别是避免将蔗糖和黏性饮食作为零食，并限制两餐之间摄入含蔗糖的酸性和其他可发酵的碳水化合物饮料。

· 通过使用抗菌产品（如氯己定凝胶，第51页）或局部使用高浓度氟减少致龋菌的水平；使用氟的酸化形式，这种形式抗菌作用更强。

· 通过再矿化剂如氟化物、酪蛋白磷酸肽 - 无定形磷酸钙（CPP-ACP）（第51页）改善牙齿表面结构，并通过使用窝沟封闭剂等粘接材料，覆盖和保护牙齿表面。

· 咀嚼低酸性的无糖口香糖或者食用非酸性的粗纤维食物

（如胡萝卜）来提高唾液流量和缓冲能力。

表4-1列举了一些局部用氟的实例以及如何降低高风险患者的患龋率。

龋洞形成后，必须去除受感染的牙体组织并充填龋洞。牙体缺损修复后，必须制订方案来减少患龋风险和防止进一步病变。

4.2.3 氟化物

随机对照临床试验表明，使用含氟牙膏可明显降低龋齿的发病率，这些产品的功效被归因于它们把含氟离子整合入菌斑的能力——一些研究显示菌斑氟浓度与龋病负相关。一旦菌斑中的液体或初期龋坏病变液体对氟离子过饱和，氟离子立刻通过对含氟牙釉质再矿化形成磷灰石（如含氟羟基磷灰石和/或氟磷灰石），这比含碳酸羟基磷灰石的正常牙釉质更具耐酸性。

氟离子在浓度非常高时有抗菌作用。低pH配方（如酸性氟磷酸盐）也有一些抗菌活性。

应在儿童不满6岁时局部应用含氟牙膏，以最大限度地减少氟摄取量。牙齿中氟过量摄入损害成牙釉质细胞，造成不可逆的牙齿矿化不全，即氟斑牙。氟斑牙患者牙釉质下的孔隙增加，牙齿可能有白垩斑、各种变色和（或）牙釉质花斑。

不到18个月的儿童经常吞食牙膏等，他们应该用儿童软毛牙刷清洁牙齿，但是不用牙膏，除非他们有龋齿高风险，并且医嘱要求使用（见下文）。

成人和超过18个月的儿童可以每日2次使用含氟牙膏。刷牙后，牙膏要吐出来，不能吞咽；不应漱口。

18个月至不满6岁的儿童，牙膏含氟400～550ppm（0.4～0.55mg/g）的牙膏，即豌豆大小量的牙膏适用于儿童软牙刷，如果龋齿风险低应每日刷牙2次。

成人和儿童6岁以上使用含氟1000ppm（1mg/g）的牙膏，每日刷牙2次。

不满6岁的龋齿高风险儿童可能需要遵医嘱，在父母的监督下使用成人牙膏。家长应注意牙齿氟中毒的风险。

表4-1列举了一些局部用氟的实例以及如何降低高风险患者的患龋率。由于有造成氟斑牙的风险和疗效有限，不推荐氟以滴或片剂的形式使用。

科学依据证实，社区用水加氟是一种有效、价格低廉、安全的预防龋齿方式。

4.2.4　氯己定

氯己定在龋易感儿童和成人中有重要作用。它不减少已经形成的菌斑，但有助于防止在清洁牙齿表面形成菌斑。标准化牙膏配方中含有的阴离子洗涤剂十二烷基硫酸钠会使氯己定活性下降，所以刷牙前后不应立刻使用氯己定。

可首选氯己定的凝胶形式，因为它可以每周使用，不良反应比漱口水少。表4-1说明了如何使用氯己定凝胶降低高风险患者的患龋率。

氯己定的更多信息，参见第45页。

4.2.5　酪蛋白磷酸肽－无定形磷酸钙

钙和磷酸盐离子需要与氢氧化物和氟离子结合以形成含氟羟基磷灰石，或与氟离子形成氟磷灰石。在健康的口腔环境，低浓度钙离子和磷酸根离子的增加可限制氟的再矿化作用，口干会进一步加剧钙离子浓度下降（唾液分泌减少）。钙和磷酸盐在口腔内的作用时间有限，因为它们迅速结合形成不溶性和非生物活性形式。

酪蛋白磷酸肽-无定形磷酸钙（CPP-ACP）含有高浓度的钙离子和以较稳定的有效态磷酸根离子，它来自从牛奶蛋白磷酸化酪蛋白中获得的磷酸化肽。这种生物活性形式的磷酸钙可以减缓龋齿的进展和促进早期龋齿的逆转。无糖口香糖或乳膏中有CPP-ACP（见表4-1）。

对牛奶蛋白过敏患者应避免CPP-ACP。

表4-1 局部使用的实例以及它们如何降低具有高危龋齿风险患者的龋齿发病率

应用	举例说明是如何用于具有患龋高风险的患者[①]
氟化物	
涂氟22600ppm（22.6mg/mL）	在牙科手术中使用，适用于所有经医生判断属于有风险牙齿的表面，根据龋齿的风险程度，通常一年两次
酸化磷酸盐氟化物凝胶或泡沫1500～12300ppm（1.5～12.3 mg/g）	可用于成人及10岁以上的儿童，应用于牙科手术中，4min后取出托盘，去除多余凝胶，吐出残余凝胶。成人可每天在家刷牙时应用凝胶，或者利用特制的托盘来使用凝胶。虽然凝胶的使用已经相当普遍，但很大程度上还是被涂布氟化物所取代。浓缩的含氟牙膏和其他矿化贴剂推荐家庭使用 因为具有更好的牙釉质吸收能力，酸化凝胶和泡沫是首选；然而，对于戴有全瓷冠或桥体、含有玻璃离子的充填体、或者唾液质量较差（如接受过头部或颈部放射）的患者，最好选用重性的凝胶或泡沫
含氟漱口水200ppm（0.2mg/mL）	成人及6岁以上儿童可每日使用，漱口后，漱口水应当吐出来，不能吞下去
中性含氟漱口水220ppm（0.22mg/mL）	成人及6岁以上儿童可每日使用，漱口后，漱口水应当吐出来，不能吞下去
中性含氟漱口水900ppm（0.9mg/mL）	成人及6岁以上儿童可每周或每日使用，漱口后，漱口水应当吐出来，不能吞下去
中性含氟牙膏5000ppm（5mg/g）	成人及10岁以上儿童可每日使用

应用	举例说明是如何用于具有患龋高风险的患者[1]
氯己定	
0.2%氯己定凝胶	可以每周或每日刷在牙齿上（豌豆大小的量涂在软毛牙刷上），7～14天
酪蛋白磷酸肽-无定形磷酸钙（CPP-ACP）	
CPP-ACP无糖口香糖	每日4次，最好在饭后、用含氟牙膏清洁牙齿后使用
CPP-ACP乳膏	应用在牙科手术中，在牙科程序操作完成后、局部涂氟后使用。成人可在晚上清洁牙齿后使用乳膏，不用吐出

[1] 该决定基于临床判断并需要完整的患者情况评估（如年龄、其他药物治疗、疾病风险）。

延伸阅读

Australian Research Centre for Population Oral Health. The use of fluorides in Australia: guidelines. Aust Dent J, 2006, 51(2): 195-199.

Fejerskov O, Kidd E, editors. Dental caries: the disease and its clinical management. 2nd ed. Oxford: Blackwell Munksgaard, 2008.

Kidd E. Essentials of dental caries: the disease and its management. 3rd ed. Oxford: Oxford University Press, 2005.

第5章
牙周病

牙周病通常是牙龈和牙齿支持结构（牙周韧带、牙骨质和牙槽骨）的**慢性炎症**。慢性牙周病有两种形式：菌斑引起的牙龈炎（见下文）和牙周炎（第55页）。牙周炎主要有两种——慢性和侵袭性。

牙周病是由菌斑引起，菌斑是一种复杂细菌的生物膜，包括多种混合菌落及其在牙齿上形成的代谢产物。菌斑可以钙化成牙石。菌斑及牙石的聚集与不良的口腔卫生密切相关；也就是说，牙齿还没有彻底地被清洗和（或）清洗得不够干净。

牙周病早期，菌斑中的细菌可引起牙龈的炎症——牙龈炎。通常，通过除去菌斑和牙石，以及后续彻底定期的口腔系统治疗，可成功地治疗牙龈炎。对于有些患者，未经治疗的牙龈炎会进展到牙周病的下一个阶段，即牙周炎，牙周炎可以导致骨以及牙周支持组织的丧失。随着牙龈炎的进展，牙周袋形成，牙龈可退缩。由于支持结构破坏，牙齿松动并且最终可能需要被拔除。牙齿周围的炎症的定位，见图6-1。

如果生物膜中的细菌侵入组织，会发生牙周疾病的急性炎症，包括急性溃疡性牙龈炎（见第57页）和牙周脓肿（见第59页）。

5.1 牙龈炎

牙龈炎是牙周病最常见的形式，其定义为局限于牙龈组织的炎症，表现为红、肿、易出血。牙周韧带和牙槽骨没有被破坏。牙龈炎很少有疼痛的感觉，经过规范正确的牙周治疗，是可逆性的。

牙龈炎的进展是由于牙龈缝隙和邻牙牙龈边缘的菌斑中不动菌群的存在。生物膜中的细菌抗原产物扩散至邻近的牙龈组织，导致非特异性炎症反应。

5.1.1 治疗

牙龈炎应该由牙科医生或者牙科保健员按照牙科医生的处方进行治疗。治疗的目标是清除菌斑和牙石（通过彻底地清洁牙齿），平整牙齿上任何可以集聚菌斑的不规则边缘（如充填体的粗糙边缘）。通过洁刮术将牙石清除（如超声波清洗和/或手动洁治）。预计一周内炎症可完全消退。基础治疗应当与患者口腔卫生宣教相结合。

抗生素不适合于牙龈炎的治疗。当炎症影响正常刷牙时，短期使用氯己定漱口水来阻止龈上菌斑的形成可能是有效的：

0.2%氯己定漱口水10mL冲洗口腔，每8～12h冲洗一次，每次1min，5～10天❶；或者0.12%氯己定漱口水15mL冲洗口腔，每8～12h冲洗一次，每次1min，5～10天❶。

5.2 牙周炎

牙周炎是一种影响牙周韧带、牙龈、牙骨质和牙槽骨的炎症，导致牙齿支持组织丧失，渐进性骨丢失，最终导致牙齿脱落。它的特征是牙周袋的形成和（或）牙龈萎缩。通常伴有口臭和口气（见第94页）。更甚者，牙齿变得松动甚至有浮出感，使得牙齿之间缝隙变大。

牙周炎进展的主要危险因素包括吸烟和血糖控制不佳的糖尿病。

---

❶ 长期使用（超过几天），氯己定会导致牙齿和充填体表面脱色（更多信息见第45页）。

通常该疾病呈现出缓慢进展的形式（伴有短暂急性发作）。然而，一种相对侵袭性的牙周炎（以前称之为早期牙周炎）可能存在于全身健康的患者，这需要专科医师的治疗。侵袭性疾病的特点是快速的附着损失和牙槽骨破坏，以及家族聚集性。第二个特征包括微生物沉淀的数量与牙周破坏的严重程度不一致，伴放线杆菌和（或）牙龈卟啉单胞菌的比例升高，以及局部免疫异常。

儿童很少出现牙周炎。儿童需要尽快到专科医师处检查，因为儿童的牙周炎总是与全身性疾病相关（如白血病、1型糖尿病、循环中性粒细胞减少症）。

5.2.1 治疗

> 几乎不需要使用抗生素，因为没有清创术，抗生素是无效的。

牙周炎的治疗需要清创术来去除细菌生物膜（菌斑）。

几乎不需要全身使用抗生素，没有局部清理的话（洁治和根面平整术），抗生素无法起效，因为它们不能穿透生物膜。

治疗包括：

· 刷牙和清洁齿间；

· 口腔卫生宣教和习惯管理，尤其是戒烟（吸烟评估和治疗的信息见《治疗指南：心血管病分册》）；

· 通过洁治术清除龈上菌斑和牙石（如超声波清洗和/或手动刮除）；

· 根面平整术，包括从更深的牙周袋里去除菌斑和牙石以及牙根的平整。通常在局部麻醉下完成，还要完成抛光，重新塑形或者更换不完整的填充体；

· 对于严重的牙周炎，可能必须要通过利用黏骨膜瓣来协助根面平整的牙周手术，而且有时候与骨外形的重塑有关。

免疫功能不全患者罹患症状不明显的牙周炎或者一般牙炎时，需要专业医师治疗。

5.3 急性溃疡性牙龈炎

急性溃疡性牙龈炎［以前称为急性坏死溃疡性牙龈炎（ANUG）、战壕口和文森特病］，是一种非常疼痛的牙周组织感染。它的特点是龈乳头穿孔、溃疡（通常覆盖有浅灰色的膜），而且有恶臭的气味。它与全身的症状和体征相关。急性溃疡性牙龈炎常见于年轻的成年吸烟者。但很少见于儿童。儿童发生急性疱疹性龈口炎（见第77页）有时候会被误诊为急性溃疡性牙龈炎。

急症处理包括：

· 轻轻除去尽可能多的菌斑和坏死碎屑；

· 用0.2%氯己定漱口水或3%过氧化氢溶液局部冲洗；

· 戒烟心理辅导（吸烟评估和治疗的信息见《治疗指南：心血管病分册》）；

· 抗生素治疗，如甲硝唑或替硝唑（药物推荐剂量，见下文）；

· 镇痛药（疼痛处理策略见第127页）。

由于有不适的感觉，患者不会用机械方法清洗坏死牙龈附近牙齿，应该建议他们用0.2%或者0.12%氯己定漱口水冲洗，直至疼痛减弱（见第58页）。应当在48～72h内复查评估患者的口腔卫生宣教和牙周情况。牙周疾病的治疗，尤其是彻底的局部清创术（刮治术和根面平整术），对预防疾病的复发来说是必需的。一旦度过急性期，应提供以上治疗措施；然而，在可能的情况下，首诊就可尝试刮治术（如果必要的话，在局部麻醉下使用）。单独的抗生素治疗，没有清创和改善口腔卫生，必然导致复发。

> 单独的抗生素治疗，没有清创和改善口腔卫生，必然导致复发。

抗生素的治疗如下：

1 甲硝唑400mg口服，每12h一次，5天；

或者（如果患者依从性是一个关注的问题）

1 替硝唑2g（4粒500mg的药片），一次单剂量；

所有患者加用

0.2%氯己定漱口水10mL冲洗口腔，每8～12h冲洗一次，每次1min，直至疼痛减轻❶；

或者0.12%氯己定漱口水15mL冲洗口腔，每8～12h冲洗一次，每次1min，直至疼痛减轻❶。

也可以考虑添加氧化物的漱口水。

甲硝唑经常采取8h给药方法，但在本指南中，推荐使用12h给药方法，考虑到这样可以增加患者对治疗的依从性。

对于**免疫功能受损、无应答或者非常严重的病例**，需要及时的专科医师指导。在此期间，使用：

甲硝唑400mg口服，每12h一次，5天；

加以下其中一种药物

1 青霉素V 500mg口服，每6h一次，5天；

或者

2 阿莫西林500mg口服，每8h一次，5天。

对青霉素过敏的患者（见第20页），使用以上所列的甲硝唑和青霉素V及阿莫西林的**替代**药物：

克林霉素300mg口服，每8h一次，5天。

对于青霉素过敏而又无法服用克林霉素胶囊的患者，见"林可酰胺类"（第24页）中关于口服溶液的制备说明。

HIV感染的患者，急性溃疡性牙龈炎可蔓延至骨基底（坏死性溃疡性牙周炎），需要专科医生的治疗。

治疗指南：口腔疾病分册

---

❶　长期使用（超过几天），氯己定会导致牙齿和充填体表面变色（更多信息见第45页）。

5.4 牙周脓肿

牙周脓肿几乎仅见于存在牙周疾病和（或）无法控制的糖尿病患者中。肿胀相关的不适通常不足以让患者夜不能寐。疼痛往往很难定位。牙周脓肿相关的菌群比绝大部分其他牙周感染的菌群更加复杂。

治疗上需要脓液的引流。在局部麻醉下，可以通过切开肿胀牙龈的外表层或者通过脓肿下方的牙周袋引流脓液。此时，可以给予完全的清创术以除去菌斑和牙石沉淀物，并用水、生理盐水或局部麻醉液体进行冲洗。严重情况下，如果牙齿不能被保留，必要时应拔除牙齿以进行脓液引流，并进行牙槽窝的彻底清洗和搔刮。如果出现全身症状和体征、患者对局部治疗无反应（见"牙周炎：治疗"，第56页）或患者免疫功能低下，考虑使用抗生素治疗：

1 青霉素 V 500mg（儿童：12.5mg/kg，最大剂量500mg）口服，每6h一次，5天；

或者

2 阿莫西林 500mg（儿童：12.5mg/kg，最大剂量500mg）口服，每8h一次，5天。

对青霉素过敏的患者（见第20页），使用：

克林霉素 300mg（儿童：7.5mg/kg，最大剂量300mg）口服，每8h一次，5天。

对青霉素过敏而又无法服用克林霉素胶囊的患者，见"林可酰胺类"（第24页）中关于口服溶液的制备说明。此外，还可选择罗红霉素，剂量为300mg 口服，每日一次（儿童：4mg/kg，最大剂量150mg，口服，每12h一次），5天。

对治疗没有反应并且希望保留牙齿的患者需要专家的治疗。

延伸阅读

An update in contemporary periodontics. Aust Dent J, 2009, 54 (3 Suppl 1). (can be accessed via the Australian Dental Association website <www.ada.org.au>)

Daly C. Prescribing good oral hygiene for adults. Australian Prescriber, 2009, 32(3): 72-75.<http://www.australianprescriber. com/magazine/32/3/72/5>

Lindhe J, Lang N, Karring T. Clinical periodontology and implant dentistry. 5th ed. Oxford: Blackwell Munksgaard, 2008.

第6章
急性牙源性感染和唾液腺感染

6.1 急性牙源性感染

急性牙源性（或牙齿相关的）感染很常见，可源于牙髓（继发于重提充填体破损、龋齿或者外伤所致牙体组织损伤），牙周组织（最常见的原因是进展性牙周炎），或者冠周组织（最常见的是部分阻生的下颌第三磨牙）。感染通常由需氧和厌氧的口腔细菌混合而成。牙源性感染总是始于牙齿周围，如果忽视病变或者治疗不恰当，会发展为局部脓肿，然后蔓延至下颌范围之外，到达面部或颈部的软组织。偶尔会造成Ludwig's咽峡炎或扩散至大脑或纵隔。患者的用药情况是非常重要的，特别是如果患者免疫功能低下。

急性牙源性感染是一种急性病，需要立即处理。一线治疗应该是积极的牙科治疗，有时需要药物作为辅助治疗。如果患者寻求医务人员的治疗，他们应该及时被转诊至牙医处。然而，患者经常只寻求（或者被给予）抗生素治疗，获得初步的症状缓解后就不再寻求牙科治疗了。这会导致伴有气道狭窄风险的急性牙源性感染的严重发作，并会增加抗生素的耐药性。

> 单用抗生素治疗，而不进行积极牙科治疗，会导致伴有气道狭窄风险的急性牙源性感染的严重发作。

6.1.1 局部牙源性感染

局部牙源性感染的各种类型如图6-1所示。局部牙脓肿可起源于根尖周、冠周或牙周。

牙齿A：局部牙源性感染　　　　　牙齿B：龋齿分期

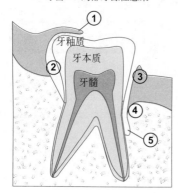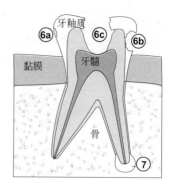

图6-1　局部牙源性感染和龋齿分期示意图

示意图展示了冠周疾病和牙周疾病（牙齿A），以及龋齿和它的继发病变（牙齿B）：

① 冠周感染

② 冠周脓肿

③ 牙龈炎（见第54页）

④ 牙周炎（骨质疏松）（见第55页）

⑤ 牙周脓肿（见第59页）

⑥ 龋齿（见第47页）

　-a."白斑"

　-b.龋洞形成

　-c.波及牙髓的大龋洞

⑦ 根尖周炎症（根尖周围炎）或脓肿

6.1.1.1　治疗

　　牙源性感染需要积极的牙科治疗，以便排除脓液并去除感染来源。可通过拔除患牙、牙髓（根管）治疗或者牙周治疗来去除感染来源（见框6-1）。

　　仅当感染蔓延至颌骨范围以外并且引起面部肿胀时，才可以考虑使用抗生素，或者出现全身症状和发热时（见"广泛性牙源性感染"，第63页）。此时，抗生素是牙科治疗的辅助治疗（而不是替代治疗）。
抗生素不应用于牙痛、牙龈炎
或局限于牙齿的感染，或者为
了延迟提供牙齿治疗而使用。

> 抗生素不应用于牙痛、牙龈炎或局限于牙齿的感染，或是为了延迟提供牙齿治疗而使用。

如果无法立刻转诊到牙医处，见"急性牙痛"（第187页）。

框6-1　局部牙源性感染的治疗选择

根尖周脓肿

· 牙髓（根管）治疗。

· 拔除患牙。

牙周脓肿（见第59页）

· 牙周治疗（洁治术、根面平整术）。

· 拔除患牙。

冠周感染

· 局部治疗。

—如果对合牙咬到龈瓣则拔除患牙或进行形态调整；

—无菌液冲洗；

—使用温和生理盐水或氯己定漱口水。

· 拔除患牙。

6.1.2　广泛性牙源性感染

局部牙源性感染未经处理的结果就是它可能蔓延至周围组织。广泛性牙源性感染可能是浅表的（包括尖牙或颊间隙）或深层的（包括颈上部）。

广泛性牙源性感染的治疗——无论感染是否有脓肿（脓肿的聚集）或蜂窝织炎（受感染的炎症肿胀）——均采取以下治疗措施：

· 排出所有脓液；

· 去除病因（通过牙髓或牙周治疗，或拔除牙齿）；

· 通过镇痛或补液对患者进行支持治疗；

· 考虑使用抗生素。

镇静（见第117页）或全身麻醉有利于牙科治疗。积极的牙科治疗不应推迟，因为直到给予抗生素，局部麻醉药才能起效。

6.1.2.1 浅表感染

通过局部外科手术或单独的牙科治疗可治疗大多数的浅表感染。

对伴有肿胀和全身症状体征的**严重浅表感染**的患者，可使用抗生素作为局部外科手术或牙科治疗的辅助治疗：

1 青霉素 V 500mg（儿童：12.5mg/kg，最大剂量 500mg）口服，每6h一次，5天；

或者

2 阿莫西林 500mg（儿童：12.5mg/kg，最大剂量 500mg）口服，每8h一次，5天。

对青霉素过敏的患者（见第20页），使用：

克林霉素 300mg（儿童：7.5mg/kg，最大剂量 300mg）口服，每8h一次，5天。

对青霉素过敏而又无法服用克林霉素胶囊的患者，见"林可酰胺类"（第24页）中关于口服溶液的制备说明。此外，还可选择罗红霉素，剂量为300mg口服，每日一次（儿童：4mg/kg，最大剂量150mg，口服，每12h一次），5天。

如果不能恰当地治疗浅表感染，它们可能扩散——尖牙间隙感染可能通过眼静脉蔓延至颅内；颊间隙感染可能蔓延至颈部变为深部感染。两者都能导致危及生命的情况发生。

如果病情恶化，建议患者及时与牙医联系，以便进行及时的评估。所有感染的患者应当在治疗开始后48～72h内被评估。如果5天内感染还没有被控制，不要简单地"重复使用抗生素"。检查引流的脓液，去除病因，应用针对特殊敏感微生物的合适抗生素，了解患者的一般情况和目前正在进行的治疗。

所有感染的患者应当在治疗开始后48～72h内被评估。

对于**无症状的感染**，使用：

1　甲硝唑400mg（儿童：10mg/kg，最大剂量400mg），口服，每12h一次，5天；

　　加用以下其中一种

1　青霉素 V 500mg（儿童：12.5mg/kg，最大剂量500mg）口服，每6h一次，5天；

　　或

2　阿莫西林500mg（儿童：12.5mg/kg，最大剂量500mg）口服，每8h一次，5天；

　　或者（作为单一用药）

2　阿莫西林+克拉维酸 875mg+125mg（儿童：22.5mg/kg+3.2mg/kg，最大剂量875mg+125mg），口服，每12h一次，5天。

对青霉素过敏的患者（见第20页），作为单一用药，可使用：

克林霉素300mg（儿童：7.5mg/kg，最大剂量300mg），口服，每8h一次，5天。

对青霉素过敏而又无法吞服克林霉素胶囊的患者，见"林可酰胺类"（第24页）中关于口服溶液的制备说明。

如果患者出现不恰当抗生素治疗后的复发性感染，必须给予适当的牙科治疗或者转诊并且随访。

6.1.2.2　深部感染

牙源性感染蔓延至下颌下及上颈部的咽部空间是有潜在生命危险的，因为有气道阻塞的风险。任何牙关紧闭、张口度小于 2cm（上下颌切牙之间）的患者，必须进行气道受损迹象的评估。气道阻塞的体征和症状包括喘鸣（呼吸的响声）、呼吸困难、吞咽困难、舌体变高变硬。

具有深部感染和气道阻塞征兆的患者，必须由口腔和颌面部专家或者培训过此类治疗的其他外科或麻醉专家紧急评估。没有积极的牙科治疗和转诊，处方抗生素是不适宜的。

> 牙关紧闭、呼吸或吞咽困难的患者，需要紧急转诊到合适的专家处或医院急诊室。

具有全身疼痛或脱水症状的患者通常需要住院治疗，尤其当感染范围广泛的时候。治疗包括脓液引流、牙齿拔除、致病微生物的培养和药敏实验，以及静脉输液治疗和抗生素。

联合积极的牙科治疗，等待药敏试验结果的同时，可使用：

甲硝唑 500mg（儿童：12.5mg，最大剂量 500mg）静脉注射，每 12h 一次；

加用以下其中一种

1 青霉素 G 1.2g（儿童：30mg/kg，最大剂量 1.2g）静脉注射，每 6h 一次；

或者

2 阿莫西林/氨苄西林 2g（儿童：50mg/kg，最大剂量 2g）静脉注射，每 6h 一次。

对青霉素过敏的患者（包括速发型超敏反应，见第 20 页），使用如上所述的甲硝唑，并用青霉素 G 或者阿莫西林/氨苄西林的**替代**药物：

头孢唑林 2g（儿童：50mg/kg，最大剂量 2g）静脉注射每 8h 一次。

对于立刻出现青霉素过敏的患者（见第 20 页），使用如上所述的甲硝唑，并用青霉素 G 或者阿莫西林/氨苄西林的**替代**

药物：

1　克林霉素 450mg（儿童：10mg/kg，最大剂量450mg）IV，每8h一次；

或者

1　林可霉素 600mg（儿童：15mg/kg，最大剂量600mg）IV，每8h一次。

后续的治疗应根据药敏试验的结果，持续静脉给药，直至渗出停止，或者肿胀和牙关紧闭消失（并且患者能够吞咽），然后转换为口服的给药方案（见"浅表感染"，第64页），进一步治疗5天。

（1）Ludwig's 咽峡炎

通常来讲，Ludwig's 咽峡炎是一种严重的包括从下颌骨到口底所有间隙的双侧蜂窝织炎。患者病情严重，并有死亡的重大风险，通常是由于气道阻塞。

高龄的、状态差的患者可能死于继发于败血症的多器官衰竭。

将所有深部颈部感染称之为"Ludwig's 咽峡炎"，已经成为普遍现象，虽然严格地讲这是错误的。然而，深部颈部感染不恰当的治疗能够进展为 Ludwig's 咽峡炎。这种状态下，需要特别注意复杂的气道问题，以及对深部间隙感染的治疗（见第65页）。患有Ludwig's 咽峡炎的患者需要立刻转诊至合适的专家处或者医院急诊室。

> 患有Ludwig's 咽峡炎的患者需要立刻转诊至合适的专家处或者医院急诊室。

一旦确定气道通畅，应用影像学方法确定感染的范围及程度。应对口腔及颈部所有感染间隙进行广泛的切开引流。

6.1.3　牙槽外科感染

继发于牙槽外科手术的感染比较少见（2%～5%），而且不管是否预防使用抗生素，发病率并无明显差别。这经常与手术后的炎症或者牙槽骨炎（干槽症）相混淆（见第69页）。牙槽外科感染的特殊体征是：

- 蜂窝织炎（如热而紧张的肿胀）；
- 波动；
- 手术后超过72h，有脓液从拔牙部位或其他手术部位流出；
- 手术后48h，疼痛和肿胀恶化或未能改善；
- 持续高热（术后48h或以后，体温高于39℃）。

全血细胞计数、红细胞沉降率（ESR）和C反应蛋白（CRP）可以用来作为感染的确诊指标。行X线检查以排除残根或死骨。

6.1.3.1　治疗

治疗必然包括脓液的引流。每小时冲洗伤口（例如，使用温盐水或0.2%的醋酸氯己定溶液）是有益的。

如果患者**有全身症状或机体状况不佳**，考虑使用抗生素：

1　青霉素V 500mg（儿童：12.5mg/kg，最大剂量500mg）口服，每6h一次，5天；

或者

2　阿莫西林500mg（儿童：12.5mg/kg，最大剂量500mg）口服，每8h一次，5天。

对青霉素过敏的患者（见第20页），使用：

克林霉素300mg（儿童：7.5mg/kg，最大剂量300mg）口服，每8h一次，5天。

对青霉素过敏而又无法吞服克林霉素胶囊的患者，见"林可酰胺类"（第24页）中关于口服溶液的制备说明。或者罗红霉素300mg，口服，每日一次（儿童：4mg/kg，最大剂量150mg，口服，每12h一次），5天。

对于**严重或者无反应**的患者，使用：

甲硝唑400mg（儿童：10mg/kg，最大剂量400mg）口服，每12h一次，5天；

加用以下其中一种

1　青霉素 V 500mg（儿童：12.5mg/kg，最大剂量500mg）口服，每6h一次，5天；

或者

2　氨苄西林500mg（儿童：12.5mg/kg，最大剂量500mg）口服，每8h一次，5天。

对青霉素过敏的患者（见第20页），作为单一用药，可使用：

克林霉素300mg（儿童：7.5mg/kg，最大剂量300mg）口服，每8h一次，5天。

对青霉素过敏而又无法服用克林霉素胶囊的患者，见"林可酰胺类"（见第24页）中关于口服溶液的制备说明。

对于疼痛，使用非甾体抗炎药（NSAIDs）或者对乙酰氨基酚（疼痛处理策略见第127页）。

严重术后感染如果超过下颌范围，在临床上类似于广泛性感染，应给予类似的治疗（见第63页）。

6.1.4　牙槽骨炎（干槽症）

牙槽骨炎（干槽症）是一种局限性疼痛性骨炎，伴拔牙窝内血凝块过早溶解。它大约发生在5%的牙齿拔除术后，由于未能治愈而通常被误诊为感染。临床表现为牙槽拔除处以及周围的疼痛，并在拔除的1～4天加重。伴随着牙槽中血凝块的分解，伴或不伴口臭。

干槽症一般在2～3周内自行好转；然而，还是建议患者到牙医处治疗（使用缓和的外科敷料），以及进行其他的对症治疗（如镇痛药和漱口水）。使用抗生素不能获益。如果疼痛超过3周，或者如果有超出牙槽之外的体征，则需要重新评估诊断。鉴别诊断包括骨髓炎、双膦酸盐相关的颌骨骨坏死（见第149页）和牙槽骨鳞状细胞癌。

6.2 唾液腺感染

经常表现为大的主要唾液腺（腮腺、颌下腺和舌下腺）的肿胀，大多数情况下，并不会出现感染。应当利用详细的临床及影像学检查（如超声或者CT扫描）来区分炎症、免疫和肿瘤所致的腺体肿大。良性咬肌肥大、淋巴腺病和急性广泛性牙源性感染（见第63页）也可以表现为腺体肿大。

急性化脓性涎腺炎（包括腮腺炎）在新生儿和成人通常是由于葡萄球菌引起的，尽管在成人偶尔可能由多种微生物引起。腺体增大，经常热、肿，并从腺体导管中可挤压出脓液，患者通常会感到恶心，并且可能脱水。

急性化脓性涎腺炎的治疗包括外科治疗，如果有波动感可管内或外科引流，补液以及抗生素。对于抗生素的使用，如下：

1 氟氯西林 2g（儿童：50mg/kg，最大剂量2g）静脉注射，每6h一次；然后双氯西林/氟氯西林500mg（儿童：12.5mg/kg，最大剂量500mg）口服，每6h一次，共计10天；

或者

2 克林霉素450mg（儿童：10mg/kg，最大剂量450mg）静脉注射或口服，每8h一次，共计10天；

或者

2 林可霉素600mg（儿童：15mg/kg，最大剂量600mg）静脉注射，每8h一次；然后克林霉素450mg（儿童：10mg/kg，最大剂量450mg）口服，每8h一次，共计10天。

第7章
口腔黏膜疾病

口腔黏膜病变很常见。病因可能是局部病变、皮肤或者胃肠道疾病的表现、药物不良反应或者系统性疾病的临床表现。

口腔黏膜病变的诊断需要完整的病史（包括以往的用药史），彻底的口腔检查，通常还需要细胞学、血液学/血清学和组织病理学的检查。对于出现口腔黏膜病变的患者，检查其皮肤也同样重要，因为很多皮肤疾病会牵涉到口腔黏膜。口腔病变可能是皮肤疾病现有的症状（如寻常型天疱疮）或者持久的症状（如扁平苔藓），有些皮肤炎症状况（如口周皮炎）也可以由局部的口内药物引起。

黏膜疾病可按临床被分为3个大组——黏膜变色（见下文）、溃疡病（见第75页）和真菌感染（见第80页）。本章也会讨论口腔黏膜炎（见第83页）和口干（见第85页）。

口腔黏膜疾病的治疗主要是局部的口腔内部用药，其中主要是有抗菌/麻醉活性的制剂。虽然使用这些药物可缓解症状，但不能改变疾病潜在的进展，而且在大多数情况下，对容易治疗的疾病来说，单独使用这些药物代表着明显治疗不足。局部使用糖皮质激素通常可以为特定条件相关的免疫疾病提供解决办法，并根据患者的需要和反应给予适当的剂量，局部使用这些药物可以减少复发性口腔溃疡疾病相关的、通常比较严重的功能障碍。

7.1 黏膜变色

口腔黏膜的改变会导致一系列的变色和结构的变化。最常见的是白斑，可为生理性（正常）或病理状态。生理性的临床表现包括Fordyce's斑（异位的皮脂腺）和白斑水肿。病理状态包括角化病（如原发性或反应性角化病，包括摩擦角化病的斑块，或吸烟者的角化病）、上皮细胞异型增生、癌和皮肤病（如扁平苔藓）。

7.1.1　口腔白斑

"白斑"指的是白色的斑点或斑块，不能被擦除，也不能被临床上或病理上诊断为其他疾病（见彩图1）。

同源性白斑是光滑的白色斑块，没有表面或结构的变异；据报道它们长期恶变率大约3%。非同源性白斑（包含有斑点的白斑），在红色背景中呈现出白色斑块，并具有高恶变率——据报道其恶变率是同源性白斑的7倍[1]。任何表面不均匀或者结构变异的白斑被认为是非同源性的。

辨别口腔白斑发生的部位很重要——位于口底和舌腹侧面的白斑具有更高的恶变率。白斑的大小不太重要，大的和小的病变同样可能恶变。其他与恶变有关的特征是病变的持续时间，以及使用酒精和烟草情况。

如果对于口腔白斑的诊断有疑问，需要专科医师检查并判断鳞状细胞癌的可能性（见彩图2）。对于难以诊断的口腔白斑，活检是必不可少的，以便排除上皮异型增生、原位癌和鳞状细胞癌。然而，活检仅代表了当时的结果，不能推测未来病变组织的变化。

> 难以诊断的顽固性口腔白斑，必须进行活检，以排除上皮异型增生、原位癌和鳞状细胞癌。

7.1.2　口腔扁平苔藓

扁平苔藓是一种免疫相关疾病，可以侵犯皮肤、毛发、

[1]　Holmstrup P, Vedtofte P, Reibel J, Stoltze K. Long-term treatment outcome of oral premalignant lesions. Oral Oncol, 2006, 42(5): 461-474.

指甲，以及口腔和生殖器黏膜。扁平苔藓的口腔病损通常出现在颊黏膜、舌和牙龈（见彩图3）。疾病的非侵袭性形式包括白色珠光条纹或斑块以及典型的网状。侵袭性口腔扁平苔藓表现为红斑、溃疡或黏膜区域被侵袭，非常疼痛。

口腔内病损持续存在，难以治疗，并且常常发生不伴发皮肤病变。口腔鳞状细胞癌的危险性略高，尤其在扁平苔藓的侵袭性形式。建议患者停止吸烟，并避免使用含有酒精制剂的饮料。强烈建议定期复查。

口腔扁平苔藓大部分是特发的，但是黏膜的苔藓样变化可由一系列药物诱导产生。与病损区域有直接接触的银汞合金充填体被认为与顽固的扁平苔藓有关，这时，相关银汞合金充填体应该被换掉；不建议去除所有的充填体。

7.1.2.1 治疗

如果活检证实口腔扁平苔藓开始出现症状，可以通过以下方式治疗：

丙酸倍他米松0.05%药膏涂于局部病变，每天2次，饭后涂。

总体来讲，建议减少局部糖皮质激素使用的频次、量和持续时间；然而如果有症状，应该鼓励患者使用局部糖皮质激素软膏。

如果超过3周后病变仍未消除，或者出现多于典型网状苔藓斑块症状的，建议找专科医师就诊。

如果没有专家的建议，局部糖皮质激素不得连续使用超过3周。

7.1.3 地图样舌

地图样舌（游走性红斑）是一种良性疾病，感染高达5%的普通人群。它表现为游走性红斑，通常累及舌的背侧面，但也可能延伸到诸如口底和颊黏膜等部位。红斑区域表现为中央萎缩和乳头剥脱区，最常见的图案是被白色弧形边缘包围。偶尔中央红斑区域是敏感的。尽管地图舌的原因未知，这种疾病可能有家族史，有些患者有特应性过敏反应，或者与特定的食物或压力有关。偶尔在牛皮癣患者的身上可见这种疾病，并且从组织结构上讲，这种损伤就是牛皮癣状的。但是，它不与特定的条件有相关性，包括牛皮癣。

地图舌除了正确的诊断与安抚，一般无需治疗。如果患者出现疼痛或者灼烧感，可能是灼口综合征的症状（见第88页），此时需要专家的建议。

7.1.4　口腔毛舌

毛舌（通常是黑色，但也可能是其他颜色）发生于当舌丝状乳头由于上皮细胞过长和过角化、外源性物质或产色微生物着色时。它最常出现于使用氯己定漱口水和抗生素一个疗程治疗后。也可见于经口摄入量受限的患者［如经皮内镜胃造瘘术（PEG）喂食］。

治疗主要包括鉴别和消除致病因素。此外，改善口腔卫生，用牙刷轻微刷舌头并使用含氧漱口水（如碳酸氢钠）也有助于疾病的治疗。

7.1.5　口腔毛状白斑

口腔毛状白斑（见彩图4）通常表现为舌头外侧缘白色的"皱褶状"病损。它可以延伸到舌背侧和腹侧面，并到达颊黏膜。病变与EB病毒感染有关，在免疫缺陷的患者易发病，尤其是HIV感染的患者。

通常情况下，口腔毛状白斑是没有症状的。无需特殊治疗，但是治疗必须考虑潜在的免疫抑制。有些患者诉有灼烧样感觉，往往与念珠菌的二次感染有关。这种情况下，使用合适的抗真菌药物治疗通常能缓解症状（见"口腔念珠菌病：治疗"，第81页）。

7.2 溃疡病

口腔溃疡可以被分为几大组——外伤性的（见彩图5），感染性的［通常是病毒感染（第77页），偶见于细菌和真菌感染］，皮肤病［如扁平苔藓（第72页）、黏膜类天疱疮（第79页）、寻常型天疱疮（第79页）］，肿瘤性的，以及其他原因（包括复发性阿弗他溃疡性疾病，见下文）。

口腔溃疡最常见于食用粗糙的、尖锐的或者热的食物造成的创伤，或者锐利牙尖及修复体所导致的创伤。因此，口腔溃疡的初期治疗必须去除创伤可能的原因。这可能包括口腔卫生的改变，修整牙齿或充填体的锐利边缘，调整修复体，或者在正畸矫治器上放置蜡来保护黏膜。

溃疡持续超过3周，有可能是肿瘤性的；这种患者需要专科医师诊治，并考虑活检。

7.2.1 复发性阿弗他溃疡性疾病

复发性阿弗他溃疡性疾病是非创伤性口腔黏膜病变最常见的一种。该病具有免疫病理机制，特点是单一疼痛或多发口腔黏膜溃疡的周期性暴发。这在易感基因的患者可为自发性或者由创伤性溃疡转化而来。在一般人群中，这种疾病的发病率为5%～25%。通常开始于青春期，在10～19岁达到顶峰。暴发的频率和程度随着年龄增长有降低的趋势。阿弗他溃疡可随着戒烟而急剧发作，但这往往随着时间的推移而消除。

病变一般发生在非附着和未角化的内衬黏膜（如颊、唇、口底），而不是角化龈及硬腭。常被认为有三种形式：

轻型阿弗他溃疡，是最常见的形式，病损范围较小，直径通常为2～4mm，同时有少量溃疡存在，并在7～10天自愈。

重型阿弗他溃疡，不常见，表现为10mm或以上较大的病灶，可以持续长达6周（偶尔达数月），愈合后在黏膜下留下瘢痕。

疱疹样阿弗他溃疡表现为复发的非水泡性小溃疡，直径1～2mm，合并形成大溃疡，在1～2周内愈合。疱疹样阿弗他溃疡不是由疱疹病毒引起的，所以它们没有簇群模式。

阿弗他溃疡的评估包括通过病史排除潜在原因，检查，必要时进行相关的血液检验，检测某些指标是否缺乏（全血细胞计数、铁试验、血清维生素B_{12}和叶酸）。仅当实验室证实某些指标不达标的情况下才可以治疗，不能以经验为主。

阿弗他溃疡与乳糜泻或者溃疡性结肠炎相关。它们与克罗恩病无关，后者溃疡性病损持续存在并且是线性的，通常反映在颊黏膜的皱襞上，并且与组织标记相关。阿弗他溃疡可由罕见的白塞综合征，或者在儿童由PFAPA综合征（周期性发热、阿弗他口炎、咽炎、颈淋巴结炎）引起。

7.2.1.1 治疗

对轻微创伤的治疗非常重要（如刷牙或正畸矫治器所致的损伤），因为它可能是阿弗他溃疡的触发因素（轻微创伤的治疗见第75页）。

对于轻型阿弗他溃疡患者来说，局部麻醉药对症状的缓解可能有效（例如，2%的利多卡因凝胶，含或不含0.05%的氯己定，每3h使用一次——对于有心脏疾病、肝脏疾病或肾脏疾病的患者，应谨慎使用）。

在口腔黏膜，针对免疫活性细胞的特殊治疗可快速治愈，尤其在前驱症状或溃疡前阶段使用。治疗的目标是控制疾病的进展，而不是治愈它。应用：

0.05%丙酸倍他米松软膏，局部涂于患处，每天2次，饭后使用。

重型阿弗他溃疡患者，以及伴有中性粒细胞减少的免疫功能缺陷的患者，治疗需要专家的建议。

7.2.2　病毒性口腔溃疡

单纯疱疹病毒是病毒性口腔溃疡最常见的致病因素（见下文）。其他原因包括水痘-带状疱疹病毒、柯萨奇病毒（疱疹性咽峡炎和手足口病），以及HIV感染患者中的巨细胞病毒（更多信息参见《治疗指南：抗生素分册》）。

7.2.2.1　口腔黏膜单纯疱疹

口腔黏膜单纯疱疹病毒感染在儿童和成人都很常见。超过90%的成人接触过病毒血清阳性的患者。**原发性（疱疹性龈口炎）**通常发生在儿童，表现为与淋巴结肿大有关的发热、中毒反应以及口腔溃疡。口内的分布往往典型且容易诊断。婴儿数天之内可以康复，但在大的儿童中要长达2周的时间。在这期间，儿童饮食可能有困难，而且需要住院治疗。在成人比较罕见，疱疹性龈口炎可能因严重的脱水和营养不良导致身体非常虚弱而引起。

复发是由于潜伏性病毒的再活化。通常发生在唇部（**疱疹性唇炎或者唇疱疹**），但是如果首次感染在皮肤，则此处易复发。病变通常首先表现为疼痛、灼烧感、刺痛或瘙痒，持续数小时至数天（前驱期）。病变开始为斑点，迅速变为丘疹，并在48h出现小水泡，3～4天内出现结痂；治愈后无瘢痕形成。复发往往是轻微的、罕见的，但是偶尔会非常频繁并致残。防晒对于预防复发非常重要。

患有过敏性皮炎的儿童以及免疫功能不全的患者（包括患有自身免疫性皮肤病的患者，如天疱疮），单纯疱疹病毒可能会传播，引起全面暴发，需要住院给予静脉注射抗病毒治疗。对于免疫功能缺陷的患者，包括HIV感染者，单纯疱疹病毒感染也可能演变成慢性的顽固性结痂病变和溃疡。单纯疱疹感染可能会并发多形红斑（见第79页），比单一感染的致残可能性更大。

单纯疱疹的确认诊断，如果临床怀疑，可通过聚合酶链式反应（PCR）或快速免疫荧光来确诊。

（1）小发作

病毒性口腔溃疡的小发作，通常需要支持治疗，需注意液体平衡和营养，如果存在疼痛，需镇痛治疗。病损可通过全身镇痛药和局部麻醉药进行对症治疗（例如，2%的利多卡因凝胶，含或不含0.05%的氯己定，每3h一次，对心脏疾病、肝脏疾病或肾脏疾病的患者应谨慎使用）。氯己定漱口水可以辅助口腔卫生。使用：

0.2%氯己定漱口水10mL漱口1min，溃疡发作时每天3次 ❶。

氯己定漱口水也可与局部镇痛药苄达明合用。禁忌局部使用糖皮质激素，因为它可妨碍白细胞黏附于感染病毒的上皮细胞，从而阻止病毒破坏并加速局部蔓延。

阿昔洛韦或喷昔洛韦乳膏，如果在病变刚出现迹象时应用，可能对减少复发的间歇期是有效的（最好在前驱期使用），但超过建议的时间持续应用是没有益处的。应使用：

1 5%阿昔洛韦乳膏，每日5次（清醒时，每4h一次），有复发迹象时使用4天；

或者

1 1%喷昔洛韦乳膏（成人及12岁以上儿童），每日至少6次（清醒时，每2h一次），有复发迹象时使用4天。

（2）严重发作

严重的单纯疱疹病毒感染通常需要全身的抗病毒治疗。

---

❶ 长期使用（超过几天），氯己定可能造成牙齿或充填体表面着色（更多详情可见第45页）。

全身抗病毒治疗的方案，参见《治疗指南：皮肤病分册》。

7.2.3 黏膜类天疱疮和寻常型天疱疮

黏膜类天疱疮和寻常型天疱疮是罕见的自身免疫性水疱性疾病，可影响复层鳞状上皮。黏膜类天疱疮局限于黏膜，而寻常型天疱疮可影响到所有的上皮表面。两种情况都会出现大的持续疼痛的糜烂面。它们通常发生于年龄大的患者，与绝大多数自身免疫性疾病一样，女性多于男性。

寻常型天疱疮的口腔溃疡通常比皮肤病损的发展早6个月或更久。它可表现为广泛的糜烂性病损，或者口腔黏膜包括牙龈上出现的小透明液-囊泡。这些小疱和大疱壁菲薄，易破裂，留下大的糜烂面，周围有微小白色组织碎屑。黏膜类天疱疮的特点是上皮下层松解，水疱主要形成于牙龈和腭黏膜。这些疾病痊愈后伴有不同数量的瘢痕形成。

诊断和治疗需要专家的建议。此外，因为有失明的风险，有必要转诊至眼科医师处。明确诊断需要活检，并且基于组织学特征和新鲜组织的免疫荧光结果。

两种疾病的疗程不可避免的延长，而且通常需要一直口腔免疫抑制治疗：糖皮质激素、硫唑嘌呤或者环孢素，可以单独使用，或者与局部的免疫抑制药联合使用。

7.2.4 多形红斑

多形红斑是一种急性、偶尔复发的过敏反应，单独涉及口腔黏膜或者与全身皮肤病损相关。它呈现出广泛的严重性。在口腔方面，它的特点是唇上血痂和严重广泛的溃疡。多形红斑主要发生于青壮年，男性更常见。诱发因素多种多样。70%的患者有单纯疱疹病毒感染。对于老年患者，通常使用药物来治疗。

治愈可能较缓慢（3～6周），并且没有特殊的治疗。患者需转诊至专科医师治疗，因为很多时候会迅速并发严重的后遗症，某些可能有潜在的致命危险。

多形红斑的治疗，见《治疗指南：皮肤病分册》。

7.3 真菌感染

7.3.1 口腔念珠菌病

口腔念珠菌病（念珠菌病）是一种机会性感染，有多种临床表现——在健康成人很少见，有时被称为"患病中的疾病"（发病诱因见表7-1）。必须在口腔念珠菌病临床表现明显时才能开始抗真菌治疗。

鹅口疮乳白色斑块（假膜性念珠菌病）不能固定在口腔黏膜，也容易辨认。斑块一旦被擦除，会留下红肿的黏膜。有些斑块是顽固的，可能很难清除。念珠菌的其他表现，如红斑性念珠菌病（如抗生素或糖皮质激素使用后淡红色的黏膜，或与不合适的修复体有关），往往被过度诊断。红肿发炎的黏膜往往与义齿的组织面有关系，不总是与念珠菌感染有关。

增生性念珠菌病表现为一个固定区域的口腔黏膜病变，通常是白色的。在临床上有时类似口腔癌，因此活检对确诊很重要。需要专科医生治疗。这种情况往往与异型增生有关，而且无论初始的组织病理报告如何，如果问题没有解决，该区域必须通过早期再活检进行检查。

表7-1　口腔念珠菌病的发病诱因

局部因素	全身因素
·佩戴义齿	·免疫抑制（如HIV感染、白血病）
·唾液腺功能衰退	·某些药物的使用（如吸入和全身应
·糖皮质激素吸入器的不正确	用糖皮质激素及抗生素）
使用	
·口腔卫生不良	

7.3.1.1 义齿的卫生

应当避免经常夜间戴用义齿，传统上，推荐将义齿保存在液体中过夜。然而，事实证明，相对于使用义齿清洁剂或者水来说，使义齿在夜晚充分干燥可以更有效地减少酵母菌定植及菌斑积累。在水化和脱水的反复循环中，义齿的尺寸会发生变化；然而这些变化非常小，没有临床意义。因此，建议患者晚上将义齿取出，清洗，并置于干燥的环境中。

> 当不戴义齿时，夜晚应当其置于干燥的环境中。

定期（每天至少2次）使用牙刷和肥皂进行机械清理是去除义齿材料上生物膜的最有效方法。这种方法不仅可以预防疾病，还是义齿相关红斑念珠菌病的一线治疗方案（可以持续1个月直到症状改善）。为了辅助机械清理，鼓励患者每周2次用白醋（1∶20稀释）、0.1%的次氯酸盐溶液（稀释的Milton's溶液）或者氯己定溶液，浸湿义齿15～30min。长期使用氯己定溶液可以引起义齿褪色。

7.3.1.2 治疗

有效的治疗依赖于正确的诊断和对潜在发病诱因（见表7-1）的识别，特别是在口腔念珠菌病复发的病例。首先应当纠正局部的诱发因素，如不合

> 除非确诊为口腔念珠菌病，否则不应使用抗真菌药。

适的义齿、糖皮质激素吸入器的错误使用（见"哮喘：牙科问题"，第141页）以及口腔卫生不良。患有义齿相关红斑念珠菌病的患者应当仅保持义齿清洁（见上文），不需要抗真菌治疗。

确定预期治疗效果和复发可能性，需要进一步的临床评估。例如，有义齿和唾液腺功能衰退的患者，以及在联合处存在皮肤皱褶的，预计需要进行定期再处理。

如需抗真菌治疗，使用：

1 两性霉素（成人和儿童）10mg含片（然后吞下去），每日4次，饭后使用，使用7～14天❶；

或者

2 2%的咪康唑凝胶2.5mL（6个月至2岁的儿童：1.25mL）局部使用（然后吞下去），每日4次，饭后使用，使用7～14天（用包装提供的计量匙）。直接放到口腔及舌头上❷；

或者

3 制霉菌素（成人和儿童）100000U/mL混悬液1mL局部使用（然后吞下去），每日4次，饭后使用，使用7～14天。置于舌下或口腔前庭内。

持续治疗数天后直至症状消失。建议戴义齿的患者在放置义齿之前，使用抗真菌药物清理义齿的组织面。

对于免疫功能不全的患者，治疗需要专科医师的建议。全身抗真菌药物如氟康唑或者伊曲康唑，可能需要长期的治疗。如需更多信息，见《治疗指南：抗生素分册》。

7.3.2 口角炎

口角炎表现为红斑性皮肤斑块，通常伴有一侧或双侧口角的裂隙（皲裂）形成。它常与口内携带念珠菌或临床上明显的感染有关。这种状况通常是念珠菌协同葡萄球菌和链球菌的混合感染。口角及沿着鼻唇沟的面部皮肤有皱襞和皱纹，导致慢性潮湿的环境，从而易患口角炎。

无牙合患者，尤其是不戴义齿的患者，口角的褶皱更加明显。唾液可以在褶皱里积累，浸泡该处皮肤并最终形成唇炎。新的义齿有时能帮助矫正这种皱褶，同时建议进行口腔综合检查。

---

❶ 严重口干的患者不能使用两性霉素，吸吮含片的动作会造成进一步的损伤及对口腔黏膜的激惹。

❷ 咪康唑会增强华法林的作用。

其他可以引起口角炎的因素有异位和脂溢性皮炎，以及铁、维生素B$_{12}$或叶酸缺乏。如果怀疑，应在开始治疗前进行实验室研究以确认何种因子缺乏。如同时患有糖尿病，但不管他们的血糖控制水平如何，口角炎和口腔念珠菌病在糖尿病患者的发病率被证明并没有升高。

如果存在口腔念珠菌病，应当治疗（见"口腔念珠菌病：治疗"，第81页）。**此外**，还应使用：

1 2%咪康唑乳膏或凝胶在口角局部使用，每日4次，至少使用14天**❶**；

或者

1 制霉菌素100000U/g乳膏在口角局部使用，每日2～3次，至少使用14天。

持续口角炎的治疗需要专科医生的建议，因为可能需要治疗混合性感染，或者存在潜在疾病，如克罗恩病或肉芽肿性疾病。

7.4 口腔黏膜炎

口腔黏膜炎常规定义为由于癌症的治疗方法（如放疗和/或化疗）引起的红斑和口腔黏膜表面的溃疡。口炎常规指的是口腔组织任何的炎症状态包括口腔黏膜炎。口炎的其他诱因包括唾液腺功能衰退（见"口干"，第85页）和维生素缺乏。在大多数情况下，详细的病史及检查就能澄清病因。

口腔黏膜炎能导致明显的饮食功能障碍，并给患者坚持服药带来困难。此外，正接受癌症治疗的患者发生黏膜炎后全身感染的风险增加。他们的住院时间延长，有时候因为黏膜炎需更改或停止治疗。

在头部和颈部区域开始放疗或化疗之前，尤其是如果癌

---

❶ 咪康唑会增强华法林的作用。

症治疗将会导致严重的黏膜炎并减少唾液流动的，患者应保持牙齿健康。在开始癌症治疗之前提醒患者黏膜炎发生的概率（以及它的性质和可能的持续时间）。化疗患者牙科治疗的更多信息，见第160页；或者头部和颈部放疗，见第159页。

姑息治疗患者的口腔黏膜炎信息，见《治疗指南：姑息治疗分册》。

7.4.1　治疗

一定要知晓口腔黏膜炎的根本病因并解决；然而治疗基本上是对症，常需麻醉药或抗炎的漱口水来减轻疼痛，缓解炎症，并允许一些食物经口腔摄入。初始和定期评估口腔疼痛是必需的。

严重的黏膜炎患者无法有效地实施正常口腔卫生措施，但还是应该建议患者坚持清洁。含有氯己定的制剂对于因口腔不适而无法充分刷牙的患者，可以辅助保持口腔卫生。预防性的口腔护理以及初步及定期对口腔的评估是必需的。

目前没有广泛可用的针对口腔黏膜炎的治疗方法。表7-2列出了一些对于口腔黏膜炎治疗有效的口腔制剂。

表7-2　用于口腔黏膜炎和口干治疗的口腔制剂

制剂	使用方法	目的
预防牙菌斑制剂/抗菌制剂		
0.2%氯己定漱口水（不含乙醇）	用5mL水稀释5mL漱口水，每日冲洗2次	同期化疗或有化疗相关黏膜炎的患者可以使用限制暴露于水生病原菌可以协助消除口腔黏膜炎以及黏膜表面菌群的转换辅助口腔卫生
0.2%氯己定凝胶（不含乙醇）	当所有的黏膜表面和牙龈边缘都需要涂抹时使用	辅助口腔卫生提供润滑缓解不适

制剂	使用方法	目的
抗炎和缓解疼痛的制剂		
0.15%盐酸苄达明溶液	10～15mL冲洗并吐出，每日4～6次	缓解部分疼痛
2%利多卡因胶浆	10～15mL冲洗并吐出，每4h一次	缓解部分疼痛
润滑制剂		
含氯己定的润唇膏	必要时使用	有助于唇黏膜炎
人工唾液	必要时使用	短暂缓解口腔干燥

7.5 口干

以口干（口干燥症）为主诉很常见，不一定仅在唾液分泌减少的情况下发生。口干的正确描述是"唾液腺功能衰退"；然而实际应用中，"口干燥症"经常被用来描述主观或客观的口干。唾液腺功能衰退可能导致唾液数量和质量的降低。许多生理和病理状况可以导致唾液腺功能衰退，如进展的炎症或肿瘤。

口干最常发生于药物的不良反应；最经常涉及的药物是三环类抗抑郁药、抗组胺药和抗胆碱药。提醒患者口干可能是任何处方药的不良反应。这对长期用药的慢性疾病患者来说尤其重要，口干也是一些毒品（如大麻、海洛因）常见的不良反应，与药物依赖者严重的牙齿损伤有关。注射药物使用者比一般群体具有更高的丙型肝炎感染率，丙型肝炎常见的肝外表现是口干（同见"病毒性肝炎：牙科问题"，第157页）。

口干与主要发生于绝经后妇女的原发性Sjögren综合征有关。也与导致继发性Sjögren综合征的自身免疫结缔组织疾病有关。口干也可能是头颈部放射治疗的直接效应，与唾液流量减少的程度有关，而后者与放射的量和区域有关（见"头颈部癌：牙科问题"，第159页）。

持续时间久的口干对口腔环境及牙齿会产生严重影响。唾液数量和（或）质量的减少能引起广泛复发的牙齿光滑表面龋坏，导致患龋率显著增加。它也能引起牙周疾病和任何潜在黏膜疾病的显著恶化，增加口腔念珠菌病的风险和义齿固位的困难。也可能有咀嚼、吞咽和语言的困难。长期口干的最终结果是牙痛和牙齿的缺失。有可能预防这些牙齿疾病，但仅当预防措施及早并持续进行时才有效（见下文的"治疗"）。

姑息治疗患者口干的更多信息，见《治疗指南：姑息治疗分册》。

7.5.1 治疗

在患者服用可导致口干的药物之前，应当有一个细致的口腔检查并积极治疗任何活动性疾病。局部用氟可以减少脱矿和促进再矿化。其他可以促进牙齿矿化的药物也可使用，如酪蛋白磷酸肽-无定形磷酸钙（CPP-ACP）乳膏或树胶（见表4-1）。一些非正式报告表明这些药物也可以减少口腔干燥的感觉。应给予患者口腔卫生的指导，并每3～6个月复查。

可以考虑人工唾液，但效果往往过于短暂，不会产生明显效果。一些可刺激唾液流量的产品（如止咳糖和口香糖）可以使某些患者的口干短暂缓解。然而许多产品非常酸或者含糖量高，可进一步增加牙齿的脱矿化。用于口腔黏膜炎的口服制剂可能对口干的症状性治疗有效（见表7-2）。框7-1中给出了口干患者的非药物治疗建议（见第87页）。这些建议基于实践经验和一般原则，而不是临床试验。

口干患者拔牙需谨慎考虑，因其可能无法戴义齿。因此，保持良好的口腔卫生、定期的牙齿检查和口腔治疗是必需的，对于长期口干的患者，局部使用再矿化剂极其重要。

框7-1　口干患者的实用建议

治疗口干

· 保证充足的水分摄入。

一喝（不是小口抿）足够量的液体，尤其是饮用水。

· 吃柔软的食物刺激唾液流量，吞咽食物前将食物彻底咀嚼。

一咀嚼无糖口香糖或吮吸无糖糖果（避免水果味的）；

一咀嚼芹菜；

一用餐时选择一些需要咀嚼的食物（尤其是早餐）。

· 限制咖啡因及酒精的摄入，并忌烟。

· 避免涩的食物和饮料（如红茶和咖啡）。

· 避免含乙醇的漱口水。

· 使用碳酸氢盐漱口水。

一碳酸氢盐漱口水是由大约半茶匙的碳酸氢盐粉加入到一杯温水中制成。白天可用其漱口，任何时间段均可。

预防口腔及牙齿并发症（如龋齿）

· 保持良好的口腔卫生并定期进行牙齿检查。

· 避免酸性饮料（如酒、果汁、软饮料、运动饮料），而且如果一定要有的话，限制用餐时摄入。

· 限制糖的摄入并避免含糖零食。

延伸阅读

eTG complete [CD-ROM or online]. Melbourne: Therapeutic Guidelines Limited [regularly updated].

Medications in dentistry supplement. Aust Dent J 2005; 50 (4 Suppl 2): S1-81. (can be accessed via the Australian Dental Association website <www.ada.org.au>)

第8章

口面部疼痛

疼痛的病理生理和急性口腔和牙齿疼痛的治疗在"治疗后疼痛的处理"讨论（见第122～132页）。在本章中，将讨论慢性口面部疼痛的两个方面——灼口综合征（burning mouth syndrome，BMS）（见下文），口腔感觉迟钝最常见的形式，以及颞下颌关节紊乱病（temporomandibular disorders，TMD）（见第92页）。由于与TMD的关系密切，牙关紧闭（见第90页）和磨牙症（见第91页）也在本章讨论。

8.1 灼口综合征

灼口综合征（BMS）被定义为没有可见诱因的口腔感觉障碍。这种严格的定义有效地排除了所有其他可能引起口腔灼烧感的状况。BMS的发生可能是突如其来的，往往发生于一个特定事件之后，如牙科治疗或个人压力显著增加。然而，其起因也可能不与任何明显的事件有关。BMS是最近才被认为是一种独立的疼痛综合征，往往不易被诊断和治疗。诊断需要精确和详细的病史及检查，通常结合实验室研究排除很多类似于BMS的状况（见"诊断和治疗"，第89页）。

BMS呈现出症状的轻重和类型各不相同；然而BMS的特征性症状是烧灼感，常涉及舌（通常是前背部），较少涉及硬腭和唇黏膜。对于大多数患者，灼烧感是相对稳定的，程度从轻微的不便到患者不能进行正常的日常活动，有时表现出自杀倾向。在最常见的表现中，灼烧感开始于清晨，在清醒时痛觉稍减弱，但在白天会增加。这种典型表现疗效最好。

患者可能显示出继发于BMS的副功能习惯，如不自觉地用舌头摩擦邻近的牙齿和硬腭，这样可引起舌背部丝状乳头的外伤磨损。

BMS的感觉迟钝通常伴随一系列其他的体征和症状，包括唾液腺功能衰退、口臭和味觉障碍（最常见的是金属味）。味觉障碍和口干（关联较小）的主诉（口干）有助于评估临床进展，因为它们往往是治疗后第一个改善的症状。医师可用它们来加强诊断，并可提示患者即便感觉迟钝持续存在，他们的病情也在改善中。

8.1.1 诊断和治疗

可疑BMS患者最初的诊断检查是广泛的，包括：

- 详细的病史；
- 排除局部组织的原因（如黏膜皮肤状况、真菌感染和粗糙的牙齿表面）；
- 通过病史和实验室研究排除全身的原因（全血细胞计数、铁的研究、血清维生素 B_{12} 和叶酸）；
- 排除超敏反应（认为病情与修复体相关的患者，这点尤为重要）。24～48h的皮肤斑贴试验可为病情讨论提供有价值的证据支持，尤其对于可疑诊断的患者；
- 回顾可能引起感觉神经病变、味觉异常或唾液腺功能衰退的用药史。

有些医师使用调查问卷评估患者的心理和疼痛状况。然而，对这些问卷的解读需要专科心理或精神医师加入。

BMS的治疗是复杂的，并且涉及局部、全身和心理等多种因素。治疗通常必须基于正确的诊断及与患者开放式的讨论，以便他们对自身状况有一个了解。有些患者仅通过讨论和心理辅导就有可能改善。无

> 与患者的讨论和患者对病情的理解是治疗的重要部分。

论可能的触发因素以及相关的人格特征，让患者意识到BMS是一种慢性神经性疼痛都极其重要。患者也同样重视引起舌部不适原因的解释。

处理的一般分类是：

• 与患者讨论——要求对所有患者；

• 改变生活方式，旨在改变患者对外部压力的反应（如放松疗法、时间治疗、锻炼、参与社会团体）；

• 药理学治疗（如局部或全身应用精神药物，通常是三环类抗抑郁药，或者抗癫痫药如氯硝西泮）。

药理学治疗是大多数患者选择的路径，并且需要咨询专科医师。

8.2 牙关紧闭

牙关紧闭可以被定义为患者无法和平时张口度一样大。潜在病因很多，最常见的原因是：

• 冠周炎；

• 咀嚼肌的炎症（如牙科注射后）；

• 广泛性牙源性感染（见第63页）；

• 扁桃体周围脓肿（扁桃体炎的潜在并发症）；

• 颞下颌关节紊乱病（见第92页）；

• 口腔黏膜下纤维化（在咀嚼槟榔频繁的地区非常常见）。

对于牙关紧闭的准确病因解释需要收集适当的病史、检查及影像学结果。对潜在病因的治疗可包括牙科治疗、物理疗法和被动开口器。此外，可用镇痛药和热敷控制症状（疼痛处理策略见第127页）。

潜在原因未查明的持续性牙关紧闭患者，需紧急咨询专家意见以查出牙关紧闭不常见的原因，如累及咀嚼肌的恶性肿瘤和硬皮病。

8.3 磨牙症

磨牙症是指口腔副功能活动，包括紧咬牙关、肌肉绷紧、紧咬牙、夜磨牙。可发生于清醒或睡眠状态。清醒状态的磨牙症被定义为有意识的紧咬牙，通常是对压力反应，存在于约20%的成人。睡眠磨牙症，与睡眠相关的运动障碍，是一种有节奏的肌肉运动，与食物的存在无关，与无意识的下颌闭合和张开肌肉的共同收缩有关。报道称8%的成人存在夜磨牙（如睡眠伙伴或家庭成员所说）。没有证据支持咬合因素在睡眠磨牙症发病中的作用。磨牙症在睡眠中咀嚼肌节律活动峰仅出现在快速眼动睡眠之前几分钟的时间，这表明睡眠阶段转变相关的机制促进了夜磨牙的发病。

在睡眠实验室中，大约50%既往有磨牙史的患者有低频的下颌肌肉收缩和磨牙。这可能与夜磨牙随时间改变而发生自然变异有关。仍有待阐明的是健康人的夜磨牙是否与牙齿损伤和疼痛等负面因素相关。磨牙症很少是口面部运动障碍的标志，也很少发生于头部外伤后，也不常作为刺激交感神经系统的药物的不良反应（如苯丙胺）。

口内咬合装置（合垫或护齿器）能够保护夜磨牙症中牙齿免受磨损。已经证明，这些装置能够减轻肌肉劳损，降低颞下颌关节的负担并预防牙齿磨损，但不能治愈磨牙症。在恢复性治疗期间和康复期之后，使用合适和经过调整的全牙列合垫对保护夜磨牙症患者的牙列是至关重要的。

在过去的几十年，合垫被认为是通过三叉神经痛张力抑制系统（NTI-TSS）来发挥作用的。NTS-TSS合垫与上前牙贴合，并传导咬合力，会导致不舒服的感觉。当遇到压力时，疼痛感受器会使患者自主和不自主地降低咬合力。不幸的是，使用NTI-TSS合垫的患者如果没有下意识地减轻咬合力，可能会造成严重损伤以及牙齿移位。也有关于睡眠时使用呼吸装置的报道。因此，这些合垫应当慎重使用，并且即使是使用NTI-TSS合垫治疗的患者也应在持续使用的基础上不断复查。

8.4 颞下颌关节紊乱病

颞下颌关节紊乱病（TMD）是一个统称，包含许多临床问题，涉及咀嚼肌、颞下颌关节（TMJs）和相关结构，或者两者都包含。TMD通常发生于成人早期，但也可存在于儿童和老年人。据估计，40% ～ 75%的人在一生中会表现出TMD的某个征象，但通常是亚临床的表现，只有5%的患者需要处理。TMD的危险因素包括直接创伤或间接创伤（加速 - 减速损伤）、功能异常的习惯和社会心理因素。咬合不正是TMD的一种危险因素，文献不支持此说法。

TMD患者通常被报道有牙关紧闭（见第90页），关节弹响，疼痛和下颌功能不对称，以及耳内、耳周和咀嚼肌的持续性疼痛，头痛（尤其是清醒状态）和颈部疼痛。偶尔描述有听力减退、咬合改变、磨牙（见"磨牙症"，第91页）以及有时牙痛。经常有报道称，在运动过程可触及颞下颌关节和咀嚼肌的压痛。颞下颌关节的响声可描述为滴答音、咔咔音或捻发音，在重复的开闭口运动以及侧方和前伸运动中，最易通过触诊被发现。仅有关节弹响不作为治疗的指征，除非发生疼痛或功能障碍。

TMD通常被误诊或难以诊断，患者往往要经受不正确的诊断和治疗程序。这往往会导致相当多的患者的忧虑。TMD的准确诊断需要适当的病史、检查及影像学检查。TMD的诊断分类包括TMJ关节紊乱病和咀嚼肌紊乱病。关节紊乱病包含先天性疾病、关节盘紊乱疾病、错位、炎症、关节炎、关节强直和骨折。肌紊乱病包括肌筋膜痛、肌炎、肌痉挛、局部肌痛和肌纤维挛缩。慢性TMD的发病常与心理社会因素，尤其是焦虑、抑郁和躯体化障碍有关，这些因素持续存在也会导致慢性TMD。心理障碍很少会导致TMD。

8.4.1 治疗

　　TMD的治疗需要在基于诊断的基础上，明确治疗目标，以控制症状为目标，而不是治愈。这些目标应当包含减少疼痛和不良负荷、恢复下颌功能、恢复正常的日常活动以及消除影响因素。

　　一般的治疗策略包括宣教，以及自身注意更改饮食习惯以便最大限度地减少咀嚼（如只吃软食），避免过度的下颌运动如打哈欠和咀嚼，每天数次热敷颞下颌关节区和面部。通过个人或集体辅导可实现行为的改变，以确定和管理压力的来源。通过有经验的理疗师进行温和的肌肉拉伸和适当的咀嚼肌按摩是极有帮助的，如果能定期进行，将对TMD的治疗起着重要的作用。

　　可能需要口内咬合夹板来改变垂直距离，从而减少关节负荷、肌肉活动和疼痛，并保护牙齿免受磨牙带来的损伤。通常晚上佩戴，应精细调整并每几个月定期复查。夹板不应该对牙列的位置有任何永久性的影响，并应被视为一个治疗工具，而不是一个"一站式治疗"。夹板不应重建患者上下颌的水平和垂直关系，并且应当跟患者将其描述为"口内下颌支撑"，类似于背部支撑或护踝。

　　一系列的药物可以用来治疗TMD，有着不同程度的效果。这些药物包括镇痛药、肌肉松弛药、抗焦虑药、糖皮质激素和抗抑郁药。然而，由于要长期用药，一般不鼓励患者依赖单独的药物来治疗TMD的症状。

　　如果简单保守的措施不起效，并且患者的疼痛和功能异常变成严重和慢性的，需要进一步咨询专家意见。仅当症状对保守治疗没有反应，并且有关节内紊乱或其他关节病理的确定的影像证据时，才需要手术，一般很少使用手术方式治疗。

第9章
口臭

口臭（口腔异味）一般见于清醒状态，通常由于唾液量减少和睡眠期间缺乏清洁。这不太重要，而且一般很容易通过纠正饮食、刷舌和用新鲜水漱口来纠正。其他时间发生的口臭往往是由于吃了特定的食物（如大蒜、洋葱、香料），或者由于诸如吸烟或饮酒的习惯造成的。病因往往很明显，口臭可以通过避免这些东西和习惯来预防。

感染是口腔异味的常见原因，比如牙周感染和冠周炎。改善口腔卫生，预防或治疗感染，有时使用抗微生物药物，通常可以治疗这类口臭。黏膜溃疡（如复发性阿弗他口炎、扁平苔藓）同样可以引起口腔异味。

口臭的常见原因总结在框9-1。

研究显示口臭与特定口腔细菌（韦荣球菌、放线菌和普氏菌属）的增加有关，这些细菌是硫化氢（H_2S）的主要生产者。近期一项针对主诉口腔异味的患者唾液细菌构成的研究显示，口腔细菌的量和类型对口臭的程度很重要[1]。

舌背被认为是导致口臭的微生物种群聚集的地方。然而，与不良口腔卫生相关的牙菌斑和食物残渣，或者设计不良的义齿或固定桥会增加口臭的程度。

[1] Takeshita T, Suzuki N, Nakano Y, Shimazaki Y, Yoneda M, Hirofuji T, et al. Relationship between oral malodor and the global composition of indigenous bacterial populations in saliva. Appl Environ Microbiol, 2010, 76(9): 2806-2814.

暂时因素

• 引起气味的食物（如大蒜、洋葱）

• 吸烟和饮酒

• 口干

口内因素

• 口内细菌

—舌定殖

—龋齿

—慢性牙周炎

• 口腔内急性感染包括：

—牙脓肿

—口腔念珠菌病

—急性溃疡性齿龈炎

• 不良的口腔卫生习惯（如牙齿间、舌以及牙龈周围的腐败食物颗粒）

口外因素

• 肝性脑病

• 糖尿病性酸中毒

• 尿毒症

• 三甲基胺尿症

• 呼吸道感染或肿瘤性疾病（如鼻脓毒症、鼻后滴漏、鼻窦炎），或者胃肠道的感染或肿瘤（如食管反流、幽门狭窄、口腔癌或胃癌）

• 肺脓肿

• 饥饿

心因性因素

• 口臭恐惧症

9.1　诊断和治疗

　　口臭的诊断通常是主观的，通过简单的嗅患者口中和鼻中呼出的气体味道，并比较两者（感官的评估）。气味来自口中，但无法从鼻中检测到，则很可能是口腔或咽部起源的。气味来自鼻中，但无法从口腔中检测到，可能来源于鼻窦或鼻道。口中和鼻中能感受到同样的气味，说明口臭的原因可能来自全身系统性疾病。

口臭测量仪是客观测量易挥发硫化物的专用仪器；然而，设备给出的测量值是个变数，而且结果很难解释。口臭的诊断常常是困难的，研究显示自己报告的口臭与感官或直接测量易挥发硫化物之间的相关性很弱。

口臭的初始治疗需要鉴别和处理病因（见框9-1），并评估异味的严重程度。需要检查鼻、扁桃体、口腔和咽部的黏膜表面，口腔以及牙列。确认患者有主观性的口臭（如家人、朋友和医生所说）。

舌定殖菌模型的体外研究显示，尽管产H_2S的微生物数量很低（约占舌部菌群的2.5%），这些微生物的减少也可以降低易挥发硫化物的量。对于口腔状况引起的口臭，短期使用含氯己定的漱口水有效：

0.2%氯己定漱口水10mL，漱口1min，每8～12h一次[1]。

有限的研究表明，含有低浓度锌的润喉糖能降低挥发性硫化物的量。其他研究表明，脂溶性抗菌药物三氯生可能降低挥发性硫化物的量，并呈剂量相关性。然而，这些药物都没有在口臭的患者中进行研究。最近，一个含二氧化氯漱口水的试验，报道了其在降低挥发性硫化物和监测一小部分参与者口臭方面的有效性[2]。但在临床使用前需要进一步的证据支持。

偶尔的临床困境是，实际上没有口臭但患者觉得自己有。客观测试很困难，并且通常不可信，然后口臭可能会归因于妄想或单症状疑病症的一种表现（即心因性口臭）。其他人的

---

[1] 持续使用（多于数日），氯己定可能引起牙齿及充填体表面变色（更多信息见第45页）。

[2] Shinada K, Ueno M, Konishi C, Takehara S, Yokoyama S, Zaitsu T, et al. Effects of a mouthwash with chlorine dioxide on oral malodor and salivary bacteria: a randomized placebo-controlled 7-day trial. Trials, 2010, 11:14.

行为，或被患者感觉到的行为，如掩鼻或转过脸，通常被这些患者误解，误以为他们的口气冒犯了别人。这种患者可能有潜在的身心疾病。这种情况对诊断和治疗都是一种挑战，可能需要精神科咨询。

对于持续或复发口臭的患者，建议牙医进行一个口腔及牙齿健康的全面评估。如果证明这种治疗有效，则需要专科医师治疗。这可能包括：转诊至口腔医学专家；转诊至耳鼻喉专家排除慢性扁桃体炎和慢性鼻窦炎的存在；转诊至内科医师排除胃、肝、内分泌、肺、代谢或肾脏疾病；和（或）转诊至心理专家或精神病专家处咨询。

延伸阅读

Hughes FJ, McNab R. Oral malodour-a review. Arch Oral Biol, 2008, 53 Suppl 1:S1-7.

第10章
抗生素预防

抗生素预防是指在牙科治疗之前给予抗生素，使细菌感染的风险降到最低。仅当感染风险高时才使用。感染可发生于：

- 可通过血源性途径远距离传播的部位，通常是心脏（如心内膜炎，见下文）；
- 口腔外科手术部位（如牙槽外科手术后，见第104页）。

人工关节通过血源途径传播的感染风险很低。因此在人工关节患者的牙科手术前，不推荐预防性使用抗生素（见第103页）。

如果需要的话，抗生素预防应在手术前给予。目标是在感染最可能发生的时候，药物可达到高的血浆及组织浓度。操作之后再给予抗生素是没有预防价值的。

> 抗生素预防应在手术之前给予，操作之后给予的预防剂量是没有用的。

10.1 心内膜炎的预防

10.1.1 一般原则

感染性心内膜炎是一种罕见的疾病，发病率高，死亡率高。许多年来，对于感染性心内膜炎终生风险很高的心脏病患者，在牙科或其他手术之前，常规给予抗生素预防。然而，证据显示牙科或其他手术之后的心内膜炎发生率很低，因此预防使用抗生素仅防止了极少数的案例。感染性心内膜炎很可能是与日常活动相关的菌血症导致的，因此保持良好的口腔卫生比预防性使用抗生素更重要。

没有相关的随机对照试验来给抗生素的预防作用下一个

定论，而且没有人体实验表明它可以防止心内膜炎。世界上不同地区的指南依赖于专家共识，他们的建议可能不同。澳大利亚指南遵循美国心脏协会❶的指导，持续减少需要预防措施患者的类别，同时也在规定预防性治疗的具体程序。

目前，抗生素的预防仅仅推荐在具有高风险心内膜炎不良结局的心脏病患者（见框10-1）需要进行特定的牙科（见表10-1）或其他手术（见《治疗指南：抗生素分册》）时使用。适合预防性使用抗生素的情况不多，所有这些患者都有明显的心血管疾病或干预措施。对于其他形式的心脏瓣膜或结构性心脏病，包括二尖瓣脱垂，都不建议预防使用。

框10-1　高风险心内膜炎不良结局相关的心脏病

有如下心脏状况的患者如需特定的牙科治疗（见表10-1）或其他手术（见《治疗指南：抗生素分册》），推荐预防使用抗生素：

· 用于人工心脏瓣膜修复的人工心脏瓣膜或修复材料。

· 曾感染感染性心内膜炎。

· 先天性心脏病，但仅当涉及：

—未修复的发绀型，包括姑息手术和导管；

—已经用修复材料或装置完全修复的缺陷，通过手术或导管干预进行置放，手术后的前6个月需要使用（在这之后，修复材料很可能已经被内皮细胞包裹）；

—已经修复的缺陷，但是在人工隔片或装置（为了抑制内皮化）处或其相邻处仍有残余缺陷。

· 心脏移植术后可能会发生心脏瓣膜病。

· 本土澳大利亚人的风湿性心脏病。

---

❶　Wilson W, Taubert KA, Gewitz M, Lockhart PB, Baddour LM, Levison M, et al. Prevention of infective endocarditis: guidelines from the American Heart Association: a guideline from the American Heart Association Rheumatic Fever, Endocarditis, and Kawasaki Disease Committee, Council on Cardiovascular Disease in the Young, and the Council on Clinical Cardiology, Council on Cardiovascular Surgery and Anesthesia, and the Quality of Care and Outcomes Research Interdisciplinary Working Group. Circulation, 2007, 116（15）:1736-1754.

对患者的建议是在不断变化的，尽管是由之前的指南合理地发展而来，但仍可能存在争议。在某些个别情况下，医生和牙医可能考虑给予未被指南涵盖的患者使用抗生素。包括曾接受过预防使用抗生素并且不愿意改变这种临床实践的患者。

此外，患有风湿性心脏病的澳大利亚本土患者可能是患感染性心内膜炎高风险或由于心内膜炎引发不良结局的特殊人群。因此，需要预防用药的心脏病患者也包括这部分人群（见框10-1）。

应当提醒所有的有心脏问题的患者保持良好的口腔卫生，并常规进行口腔检查。尤其推荐包括心内膜炎在内的心脏病患者每年进行两次牙科检查，特别是框10-1中列出的患者。对于不明原因的发热，医生应当谨慎辨别，因为其可能是心内膜炎的体征，应当在给予任何口服或者静脉抗生素之前留取血培养。

国家处方服务已经开发了一个患者信息资源来帮助执业医师解释预防心内膜炎的指南的变化（登录网站：http://www.nps.org.au/health_professions/patient_resources/patient_leaflets，选择"感染性心内膜炎和抗生素预防"）。

10.1.2 牙科手术和抗生素治疗建议

牙科手术涉及的菌血症包括草绿色链球菌，它是已知可导致感染性心内膜炎的生物。传统认为，牙科手术导致的"明显的出血"提示菌血症，因此需要预防；然而，牙科手术导致的出血已被证明对菌血症的提示性较弱。

菌血症的关键参数是它的发生率、程度以及持续时间。菌血症的程度和持续时间取决于牙周健康状况、牙髓活力或者根尖操作和操作持续时间。以上因素决定一些操作可能需要或者不需要预防治疗。

具有发生菌血症较高风险（发生于70%或以上患者）的操作总是需要预防用药。发生菌血症中等风险（发生于30%或以上患者）应当根据手术情况和牙周状况来考虑预防用药（见表10-1）。因此，对一颗单独的健康牙齿进行牙周探诊也许不需要预防用抗生素，然而对于患有牙周炎的患者实施全口牙周探诊时需要预防性使用抗生素。

表10-1　有心脏状况的患者实施牙科手术和预防心内膜炎发生的要求

总是需要预防	在某些情况下需要预防	不需要预防
· 拔牙 · 牙周操作包括手术、龈下刮治和根面平整术 · 再植脱位牙齿 · 其他手术治疗（如植牙、根尖切除术）	· 如果正在实施下列多个手术，手术时间延长或者正患有牙周疾病，考虑预防： · 牙周炎患者的全口牙周探诊 · 韧带内和骨内部局部麻醉注射 · 去除/清洗龈上牙石 · 用夹子植入橡皮障（具有损害齿龈的危险） · 植入修复成型片/条 · 超出根尖孔的牙髓病 · 植入矫正环带 · 植入牙间楔 · 龈下植入排龈线、抗菌纤维和抗菌条	· 口腔检查 · 局部浸润及阻滞麻醉注射 · 牙科修复 · 龈上橡皮障夹和放置橡皮障 · 牙髓根管治疗 · 拆除缝线 · 义齿印模和修复 · 植入下颌正畸托架并调整固定矫正器 · 应用凝胶剂 · 口内X线片 · 清除龈上菌斑

发生菌血症低风险的手术不需要预防性使用抗生素。

患者采取的保持口腔卫生的操作，如刷牙、用牙线清洁牙齿或者使用口腔冲洗器，与大多数牙科手术（除了拔牙和龈下刮治/根面平整术）引发的菌血症的发生率是相似的。当频繁地进行这些操作时，可能导致菌血症经常发作，尤其是在伴有牙龈炎症的患者。人们认为，与牙科就诊期间单独发作的菌血症相比，口腔卫生活动导致的反复发作的菌血症的累积效应很有可能是感染性心内膜炎更重要的危险因素，特别是对于口腔健康和卫生较差的患者。

如果对心脏状况（见框10-1）和牙科手术（见表10-1）进行仔细评估后认为预防用抗生素是必要的，那么应当在手术前单独给予抗生素；经证实，6h后给予后续剂量没有意义。

如果一个患者不止一个手术需要预防使用抗生素，牙医应当仔细考虑他们的治疗方案，必要时进行修改以保证在单剂量或者至多两个剂量内完成所有的手术，从而避免需要使用多个剂量的抗生素。

对于标准预防，使用：

阿莫西林 2g（儿童：50mg/kg，最大剂量2g），在手术前1h口服；

或者阿莫西林/氨苄西林2g（儿童：50mg/kg，最大剂量2g），在手术开始前静脉注射；

或者阿莫西林/氨苄西林2g（儿童：50mg/kg，最大剂量2g），在手术开始前30min肌内注射。

对青霉素过敏的患者（见第20页），和需要长期使用青霉素治疗或者在过去一个月不止一次使用过青霉素或者β-内酰胺类抗生素的患者，可以使用：

1 克林霉素600mg（儿童：15mg/kg，最大剂量600mg），在手术前1h口服；

或者克林霉素600mg（儿童：15mg/kg，最大剂量600mg），就在手术开始前静脉注射，至少给药20min；

或者

1 林可霉素600mg（儿童：15mg/kg，最大剂量600mg），就在手术开始前静脉注射，至少给药1h；

或者

2 万古霉素25mg/kg，最大剂量1.5g（小于12岁的儿童：30mg/kg，最大剂量1.5g），静脉注射，就在手术开始前结束输液（要求缓慢输液——对于成人或者12岁及以上儿童，输液速度不超过10mg/min；小于12岁的儿童，输液速度需要超过2h）；

或者

3 替考拉宁400mg（儿童：10mg/kg，最大剂量400mg），就在手术开始前静脉注射；

或者替考拉宁400mg（儿童：10mg/kg，最大剂量400mg），在手术开始前30min肌内注射。

对于无法吞服克林霉素胶囊的患者，见"林可酰胺类"（第24页）中关于口服溶液的制备说明。对于青霉素过敏的患者（排除速发型超敏反应，见第20页），可以选择的另一种治疗方法是：

头孢氨苄2g（儿童：50mg/kg，最大剂量2g），手术开始前1h口服。

头孢氨苄不适用于已经长期接受青霉素治疗或者在过去一个月不止一次使用过一种相关的β-内酰胺类抗生素的患者。

10.2 人工关节感染的预防

10.2.1 在植入人工关节之前

在植入人工关节之前，患者应当去牙科医生处进行全面的牙科检查（包括拍摄X线片）。应当按要求实施牙科治疗以使患者的口腔和牙齿健康——可能要求牙医对患者的口腔和牙齿健康状态给出书面意见。在植入人工关节后需要安排常规的牙科检查。

10.2.2　在植入人工关节之后

所有植入人工关节的患者在植入部位通过血源性途径发生感染的风险很小。即使对于可能发生菌血症的手术（如拔牙和牙周手术），预防性使用抗生素的价值也尚未被证实。由于预防用药发生不良反应的风险超过其获益的可能，因此，在牙科手术前不推荐预防用抗生素。及时发现和处理任何部位的感染对于防止微生物在人工关节上定植非常重要。

10.3　牙槽手术部位感染的预防

10.3.1　一般原则

牙医和医生了解手术预防应用抗生素的一般原则是十分必要的。当抗生素刚开始应用时，它们就作为手术部位感染的"防护层"被广泛应用于医学和牙科学。然而，应当找到降低伤口感染的风险与使用抗生素发生不良反应的风险及形成耐药菌风险的平衡点。必须证明其确实有效才能预防性使用抗生素。在大多数具有免疫力的患者中实施牙周相关手术，不需要或不推荐预防使用抗生素。

预防使用抗生素应当被考虑在：

• 手术拔除骨内阻生牙或者是对伴有复发性感染史（在计划手术部位存在活动性感染证据，但无预防使用抗生素的指征，但是也许有需要用抗生素治疗的指征）患者的根尖外科手术；

• 免疫功能不全患者的牙槽骨手术［包括类风湿关节炎患者或者糖尿病控制不佳的患者，因为器官移植接受免疫抑制治疗的患者或恶性肿瘤患者，以及正在全身性应用糖皮质激素（如伴有重症哮喘和皮肤问题的患者）］。

无脾患者也许正在长期预防使用抗生素防止发生肺炎链球菌败血症，应当继续嘱其使用抗生素（参阅《治疗指南：

抗生素分册》）。除了上述提及的，无脾患者不推荐外科预防使用抗生素。

成功预防的关键时期是在生物体进入伤口的前4h。一般来说，单一剂量术前使用抗生素是足够的。不建议术后追加剂量。对于已有感染一定是需要治疗的（见第67页）。

如果需要抗生素预防，给予：

1 青霉素V 2g（儿童：40mg/kg，最大剂量2g），在手术前1h口服；

或者

2 阿莫西林2g（儿童：50mg/kg，最大剂量2g），在手术前1h口服；

或者阿莫西林/氨苄西林2g（儿童：50mg/kg，最大剂量2g），就在手术开始前静脉注射；

或者阿莫西林/氨苄西林2g（儿童：50mg/kg，最大剂量2g），在手术开始前30min肌内注射；

或者

2 青霉素G 1.2g（儿童：30mg/kg，最大剂量1.2g），就在手术开始前静脉注射。

对青霉素过敏的患者（见第20页），使用：

1 克林霉素600mg（儿童：15mg/kg，最大剂量600mg），在手术开始前1h口服；

或者克林霉素600mg（儿童：15mg/kg，最大剂量600mg），就在手术开始前静脉注射，给药至少持续20min；

或者

1 林可霉素600mg（儿童：15mg/kg，最大剂量600mg），就在手术开始前静脉注射，给药至少持续1h。

对青霉素过敏而无法吞咽克林霉素胶囊的患者，见"林可酰胺类"（第24页）中关于口服溶液的制备说明。

10.3.2　拔牙

简单拔牙手术后发生伤口感染的风险是微乎其微的。身体健康的患者拔除骨内埋伏阻生智齿后感染的发生率较低（2%～5%）。感染通常但不总是局限发生于牙槽窝。由于发生率较低，通常不需要或者不推荐预防使用抗生素。牙槽骨炎（干槽症）（见第69页）不是一种细菌感染而是一种伤口愈合问题，因此预防性使用抗生素没有意义。

10.3.3　种植体

种植体包括选择性地将外源性植体植入颌骨内。应严格注意外科消毒灭菌。发生伤口感染的风险很低，主要与操作技术相关。

下颌第三磨牙拔除术与植入种植体的对照研究表明预防性使用抗生素的作用很少或几乎没有，并且使用抗生素后会增加不良反应发生的风险。

延伸阅读

eTG complete [CD-ROM or online]. Melbourne: Therapeutic Guidelines Limited [regularly updated].

Medications in dentistry supplement. Aust Dent J, 2005, 50 (4 Suppl 2): S1-81. (can be accessed via the Australian Dental Association website <www.ada.org.au>)

第11章

局部麻醉药

局部麻醉药常用于牙科学中以达到局部镇痛作用。它们可以安全有效地控制疼痛，并且发生严重不良反应的风险很低。然而，临床医生了解局部麻醉药可能引发并发症仍是非常重要的。

在牙科，通常经过注射给予局部麻醉药。使用方法取决于许多因素。两种最常用的注射方法是：

- **浸润**——在需要局部麻醉区域的临近部位注射；

- **阻滞麻醉**——在临近神经的地方给予注射，注射点距离需要局部麻醉的部位较近，且为其近心端。其目的是阻止痛觉向注射部位整个神经的远端传导。

起效开始时间与注射技术相关，浸润注射大概需要2～3min，神经阻滞麻醉大概需要4～5min。牙髓镇痛开始起效的时间长于软组织镇痛。作用持续时间主要取决于采用的局部麻醉方法、剂量以及注射技术。告知患者麻醉可能持续的时间（通常几个小时），如果患者在这个时间段后仍然未能恢复知觉，建议其尽快求治。

一些医生使用**外用局部麻醉药**，并且一些患者在开始局部麻醉注射之前也要求使用外用局部麻醉药。在不需要进行注射的小手术中也经常使用它们，如拆除绷带、戴冠和黏膜切除。局部麻醉药仅作用于黏膜表面，因此无法阻止将液体注射至深部组织时的压力造成的痛觉。这种局部麻醉药经常广泛分布于口腔内，一些患者可能无法忍受。

局部麻醉药发生不良反应的风险非常低，但是应当避免用于已知对其过敏的患者。如利多卡因+丙胺卡因（低共熔混合物）5%乳膏和10%利多卡因胶黏剂乳膏。在开始手术或者局部麻醉注射之前应当将其涂抹于相应区域至少3min。

11.1　药理学

局部麻醉药抑制电脉冲的产生，并通过可逆性阻断钠离子通道抑制其沿着神经通道膜的传导。最近的研究表明钙、钾和G蛋白偶联通道也被阻断。局部麻醉药的传导与神经纤维直径、髓鞘形成和传导速度相关。总之，神经功能的丧失先从自主活动开始，继而是疼痛感觉，然后是其他感觉功能，最后是运动功能。

一个局部麻醉药分子包括一个亲脂性的头、一个亲水性的尾和一个中间连接链。中间链可能是一个氨基酯结构或氨基酰胺结构。牙科中使用的所有局部麻醉药都是氨基酰胺类（如利多卡因、丙胺卡因、甲哌卡因、阿替卡因）。氨基酰胺类主要经肝脏代谢，水溶性较氨基酯类差。

11.2　加入血管收缩药

目前使用的局部麻醉药不会引起血管收缩，因此通常会额外加入血管收缩药。血管收缩药通过降低局部麻醉药全身循环的损失率来延长其作用时间。因此，需要使用低剂量局部麻醉药来有效镇痛。血管收缩药也可以减少出血，可以改善手术者的手术视野，进而提高患者护理质量。

如果使用局部麻醉药时不搭配血管收缩药，患者很有可能会因疼痛感而产生大量的内源性肾上腺素。

目前的操作中最常使用的血管收缩药是肾上腺素（见第109页）和苯赖加压素（见第109页）。以前使用过去甲肾上腺素，但是由于其显著的不良反应尤其是会升高血压，不再推荐使用。

11.2.1 肾上腺素

大多数用于牙科的麻药中肾上腺素的浓度是1∶80000或者1∶100000，虽然小瓶里有更多的稀溶液。

由于肾上腺素受热和光线的影响，因此注射管应按照制造商的说明保存在阴凉黑暗处。

除了单胺氧化酶抑制药（MAOIs），肾上腺素与降压药、拟交感神经药物强心苷及抗抑郁药不存在配伍禁忌。MAOIs抑制肾上腺素的代谢，因此正在服用此类药物的患者不应使用含有肾上腺素的局部麻醉药。

有些患者报道对肾上腺素过敏，然而都是个例，真正的过敏是极少见的。在大多数报道过敏的案例中，当仔细询问时患者会描述对肾上腺素产生一种生理反应（如心动过速）。当证实过敏时，可以使用含有苯赖加压素的局部麻醉溶液或者普通的解决方案（如不含血管收缩药）。

11.2.2 苯赖加压素

苯赖加压素是一种基于垂体催产素的血管收缩药。其常用浓度是0.03IU/mL，此浓度对心肌的影响最小。在较高浓度时，苯赖加压素可能引起冠状动脉收缩。由于其不会对中枢神经系统产生影响，当肾上腺素存在禁忌时（非常少见），苯赖加压素会非常有效。

尽管与催产素（在分娩时可以引起子宫收缩的激素）的结构相似，妊娠期并非苯赖加压素的禁忌证。

11.3 不良反应

相对于使用的局部麻醉药的量，并发症（特别是主要的并发症）的发生率极低。

局部麻醉药最常见的并发症与解剖结构或者术者的技术相关。难于识别解剖学标志（最常见于下牙槽神经阻滞）可以导致局部麻醉效果不完全或者失败。这常与技术不足或者解剖变异相关。将局部麻醉溶液（特别是含有血管收缩药）直接注射于血管可以引起显著的全身效应并增加发生不良反应的风险。

局部麻醉药的不良反应包括：

·**局部并发症**（见下文）。

·**全身毒性**（亦见第111页）

——中枢神经系统（CNS）影响——轻度头痛、紧张不安、忧虑、兴奋、困惑、头晕、困倦、视物模糊或复视、抽搐、颤动、惊厥和昏迷、吞咽困难、言语不清、感觉冷或者热；

——呼吸系统影响——呼吸抑制、呼吸停止；

——心血管系统影响——心动过缓、低血压和可以引起心血管循环停止的心血管衰竭；

——过敏反应（通常是由于局部麻醉药中的酯基所致）——皮肤病变、荨麻疹、水肿、中毒反应；

——高铁血红蛋白血症（丙胺卡因和阿替卡因，剂量依赖性）——血液中存在过量的高铁血红蛋白（由血红蛋白氧化而成），可以导致血液的携氧能力降低。

不同的局部麻醉药引起的并发症发生率不同。关于局部麻醉药的不良反应的更多信息，见"延伸阅读"（第116页）。关于血管收缩药的不良反应，见"加入血管收缩药"（第108页）。

11.3.1 局部并发症

尽管局部并发症不如全身并发症严重，它们可导致患者需重新接受治疗，同时也使其对术者失去信心。

局部麻醉药注射液可以引起广泛的潜在局部并发症。这些包括设备故障（存放局部麻醉药的试剂盒爆炸），解剖问题（如神经创伤、感觉异常、面部神经麻痹）和组织创伤——包括术者或者患者引起（如牙关紧闭、血肿、感染）。

治疗指南：口腔疾病分册

经常认为直接的神经创伤会导致神经受损，从而发生感觉异常或者感觉迟钝；然而，有数据表明局部麻醉药引起神经毒性的潜力不同。这一领域的文献较少，但是神经损伤可以由直接神经创伤、神经鞘内出血的间接神经创伤或者神经毒性引起。当在之前已经接受局部麻醉的部位重复给予局部麻醉药或者给予较高浓度的局部麻醉药会加大神经损伤的风险。

牙关紧闭（见第90页）可以发生于肌内注射局部麻醉药，或者是药物的直接效应，或者是由于肌肉内的出血。如果发生长时间的麻醉或者牙关紧闭，需要专家及时给予建议。

11.3.2　全身毒性

临床医生使用局部麻醉药时应当熟悉药物相关毒性的诊断及处理。神经阻滞可以引起急性突发事件。应始终供应复苏药物和设备以及氧气，以便及时处理不良反应（牙医需要用的急诊药物和设备，见第185页）。

全身毒性可以发生在血管内误注射局部麻醉药、快速的系统吸收、超剂量注射或者药物清除能力受损后。在持续的血浆浓度增加时通常可见不良全身反应。局部麻醉药可以引起口周和舌头麻木、头晕目眩、视觉和听觉障碍、全身肌肉抽搐、意识丧失、强直阵挛性癫痫、昏迷、呼吸停止和心血管性衰竭。轻微的中枢神经系统影响可发生在癫痫发作或心血管毒性之前，并且可以作为严重反应的预警信号。

长效局部麻醉药，尤其是布比卡因，可以在中枢神经系统反应之前观察到心血管系统反应。在治疗血药浓度时可以发生心脏传导、应激性、不应期、收缩性和外周血管阻力的改变。更高浓度可以导致威胁生命的房室传导阻滞、室性心律失常和降低的心肌收缩性。

局部麻醉药的最大建议剂量是非常重要的（见第114

页）。超量的症状和体征包括兴奋、出汗、呕吐、紧张、麻木、定向障碍、意识丧失、呼吸和（或）心脏抑制。尽管曾有个案报道，但是局部麻醉药引起的过敏反应非常罕见。患者可能对局部麻醉溶液中的某些成分过敏；然而，现在这不常发生，因为稳定剂已经从麻醉溶液中去除。理论上注射管中塞子的乳胶可能会导致过敏反应，但是临床上不曾有报道。某种局部麻醉药的皮肤试验阳性并不能为其他药物提供信息。

如果患者报告对某种局部麻醉药过敏，应当与其仔细讨论他们的既往史。真正对局部麻醉药过敏的案例是很少见的；患者表现为荨麻疹或者湿疹的反应，或者是一些其他过敏反应。如果怀疑局部麻醉药引起过敏，应当告知患者求助于接受过药物相互作用知识培训的专业的免疫学家或者麻醉师来鉴别过敏反应的性质。真正的过敏反应应该与荨麻疹（见框15-10）或过敏反应（见框15-11）的处理方法相同。

11.4 局部麻醉药的选择

决定最合适的局部麻醉药的关键因素是其安全性和有效性。作用部位的浓度决定着有效性。额外加入血管收缩药可延长作用持续时间（见第108页）。

利多卡因和**丙胺卡因**可能是最广泛使用的局部麻醉药并且拥有出色的安全记录。它们用于常规的牙科手术中也非常有效。利多卡因引起的过敏很罕见。肾功能损害或者患有肝脏疾病的患者可能需要降低使用剂量。不含有血管收缩药的利多卡因作用时间非常短，在牙科中的应用有限。

丙胺卡因与不含肾上腺素的利多卡因等效，但是毒性较低并且作用持续时间稍长。利多卡因经常与血管收缩药苯赖加压素联合用于牙科。丙胺卡因代谢为邻-甲苯胺，其可以将血红蛋白氧化成高铁血红蛋白——因此应避免将丙胺卡因用于易发生高铁血红蛋白血症的患者。丙胺卡因超过600mg可以引起高铁血红蛋白血症和黄萎病，经常迟发。丙胺卡因应谨慎用于小于3岁的婴儿，因为与成人相比其高铁血红蛋白还原酶浓度较低。

有报道称**阿替卡因**更有效，但是有报道称其神经毒性的风险增加，表现为药物分布部位的长期麻木，常常伴有疼痛。这可能由于溶液浓度过高而不是麻醉本身❶。因此，局部阻滞（如下牙槽神经）不建议使用阿替卡因。易感患者大剂量使用阿替卡因可以发生高铁血红蛋白血症。所有含有阿替卡因的制剂都含有肾上腺素。小于4岁的儿童不推荐使用阿替卡因。

根据临床情况的要求，**甲哌卡因**（短效）和**布比卡因**（长效）使用更安全有效。短时间的常规牙科手术中禁忌使用血管收缩药时，可用不含有肾上腺素的甲哌卡因。其发生过敏的概率非常低。小于3岁的儿童不推荐使用甲哌卡因。

含有肾上腺素的布比卡因用于需要长期麻醉的长时间外科手术。其还用于处理难以缓解的术后疼痛或急性疼痛（如可以导致夜间疼痛至醒的急性不可逆性牙髓炎）。起效时间相对较长（大约5min）。12岁以下儿童不推荐使用。**罗哌卡因**可以作为布比卡因的替代药物。它的心脏毒性较小，浓度达到0.5%可以用于儿童。澳大利亚的牙科麻醉药盒中既不提供布比卡因也不提供罗哌卡因。

表11-1中列出了澳大利亚牙科麻醉药盒中可供使用的局部麻醉药的最大安全剂量。关于局部麻醉药的不良反应，见第109页。

---

❶　相关更多信息，请参阅Kingon A, Sambrook P, Goss A. Higher concentration local anaesthetics causing prolonged anaesthesia. Do they? A literature review and case reports. Aust Dent J, 2011, 56(4): 348-351.

11.5 局部麻醉药的剂量

基于厂家建议，表11-1总结了澳大利亚牙盒中可供使用的局部麻醉药的最大安全剂量。如果使用超过一种以上局部麻醉药，使用的总剂量应当低于最大剂量较低药物的最大剂量。

不能超过最大剂量是至关重要的。即使注射技术恰当，也不应当达到最大剂量。超量不太可能发生于成人。然而，儿童发生超量相对容易，特别是较小的儿童，因此计算儿童的最大剂量需要格外小心。

在牙科临床中，通常从2.2mL一次性针管（也可称为麻醉针管）中配置局部麻醉药。推荐在室温中使用。在注射之前核查药物是否正确非常重要（如检查贴在注射器上的标签），同时核查局部麻醉溶液是否过期。当给予牙科注射时，首先回抽然后慢慢注入同时密切观察患者的反应。

> 在注射之前应检查注射器上的标签来确认药物是正确的。

表11-1 澳大利亚可供使用的最大安全剂量的局部麻醉药

药物	最大mg/kg剂量[①]	例子	
		可用于一名70kg成人的2.2mL牙科注射器的近似最大数量	可用于一名20kg儿童的2.2mL牙科注射器的近似最大数量
2%利多卡因（20mg/mL）和1:80000肾上腺素（12.5μg/mL）	7mg/kg	11	3

药物	最大mg/kg剂量①	例子	
		可用于一名70kg成人的2.2mL牙科注射器的近似最大数量	可用于一名20kg儿童的2.2mL牙科注射器的近似最大数量
2%甲哌卡因（20mg/mL）和1∶100000肾上腺素（10μg/mL）	澳大利亚药品信息（PI）中没有明确规定最大mg/kg剂量②。澳大利亚PI中明确规定：成人：通常不超过3个注射器 3～6岁儿童：最大1.8mL 6～14岁儿童：最大2.7mL		
3%甲哌卡因（30mg/mL）			
3%丙胺卡因（30mg/mL）和0.03IU/mL苯赖加压素	9mg/kg	9	2
3%丙胺卡因（30mg/mL）和1∶300000肾上腺素（3.3μg/mL）	9mg/kg	9	2
4%丙胺卡因（40mg/mL）	6mg/kg	4	1
4%阿替卡因（40mg/mL）和1∶100000肾上腺素（10μg/mL）	7mg/kg	5	1

① 最大剂量是根据局部麻醉药来定义的，而不是血管收缩药。它们是可变的，取决于注射技术、用药史和许多其他因素。对于大多数成人的大多数牙科手术中不太可能会达到最大剂量。但是儿童和老年人可能并非也如此。对于所有的药物，建议医生核实由厂家提供的相关的关于剂量的数据。

② 澳大利亚药品信息中关于成人的最大mg/kg剂量是6.6mg/kg，最大剂量400mg。

Blanton PL, Jeske AH. Avoiding complications in local anesthesia induction: anatomical considerations. J Am Dent Assoc, 2003, 134(7): 888-893.

Kingon A, Sambrook P, Goss A. Higher concentration local anaesthetics causing prolonged anaesthesia. Do they? A literature review and case reports. Aust Dent J, 2011, 56(4): 348-351.

Medications in dentistry supplement. Aust Dent J, 2005, 50 (4 Suppl 2): S1-81. (can be accessed via the Australian Dental Association website <www.ada.org.au>)

Sambrook P, Goss A. Severe adverse reactions to dental local anaesthetics: prolonged mandibular and lingual nerve anaesthesia. Aust Dent J, 2011, 56(2): 154-159.

Sambrook P, Smith W, Elijah J, Goss A. Severe adverse reactions to dental local anaesthetics: systemic reactions. Aust Dent J, 2011, 56(2): 148-153.

第12章
牙科手术中的抗焦虑和镇静

要实施牙科手术的患者可以使用抗焦虑药和镇静药来缓解疼痛、恐惧和焦虑。这通常定义为"术前用药法"。

抗焦虑是指一种由药物引起的患者可以对口头命令正常反应的状态。认知功能和协调能力可能受损，但是自主呼吸和心血管功能不受影响。不需要干预措施来维持气道通畅、自主呼吸或心血管功能。

清醒镇静是指患者在回应口头命令时由药物引起的意识下降、单独或伴随轻触觉刺激。不需要干预措施来维持气道通畅和适当的自主呼吸。心血管功能通常可以正常维持[1]。在一般的牙科治疗中实施清醒镇静必须来确保不会损害保护性反射，并且技术是安全的，才能保证镇静的有效性。

口服途径是最常用的给药方式；其同时是最安全、最有效及最经济的方式。在牙科治疗之前或期间可以有效地使用口服抗焦虑药和镇静药来减少压力，以及处理术前或术后的疼痛。可以在牙科治疗的前一晚给药来保证安稳的睡眠，或者在术前给药营造轻微的镇静效果，减少术前的焦虑。表12-1中列出了口服抗焦虑药和镇静药的优缺点。

表12-1　口服抗焦虑药和镇静药的优势及劣势

优势	劣势
• 普遍的可接受性 • 易于给药	• 依赖患者的依从性 • 潜伏期长

---

[1]　更多信息参见清醒镇静章节的备注中注册标准和指南部分，具体网址为 www.dentalboard.gov.au/Registration/ConsciousSedation.aspx。

优势	劣势
• 低成本 • 与静脉镇静相比不良反应的发生率及其严重程度低 • 不需要针头、注射器、设备 • 不需要专门培训	• 吸收不稳定和不完全 • 无法滴定 • 不能轻易减轻或加深镇静水平 • 作用持续时间长

12.1 为患者评估和准备抗焦虑和镇静

仔细的患者评估有助于优化抗焦虑和镇静的安全性及有效性，是后续牙科治疗成功的先决条件。评估可用来评定患者对于抗焦虑或镇静及牙科治疗的适应性。

患者评估必须包括患者恐惧和焦虑性质的细节；患者的医疗史、用药史和牙科病史；以及关于患者社会环境的信息，包括酒精摄入情况。确定患者是否适合抗焦虑或者镇静。

> 使用任何镇静药时禁止饮酒。

告知患者使用的抗焦虑药和镇静药的作用，包括可能的不良反应。患者必须同意在抗焦虑或镇静下的任何手术。关于知情同意的更多信息，参见澳大利亚牙科协会网站（www.ada.org.au）。

框12-1给出了患者服用口服抗焦虑药或镇静药，或吸入镇静的指示说明。

框12-1　关于患者口服抗焦虑药或镇静药，或吸入镇静的指示说明

预约之前

在预约前2h可以少量进食，但是在此之后不可以吃或者喝任何食物。在预约当天不可以饮酒。

如果正在服用任何药物，如平常一样服用它们除非有建议。

如果你正在口服抗焦虑药或镇静药，将会在你到达时给你药物，然后大约在1h后开始治疗。

穿宽松的衣服，不要佩戴首饰。摘除任何隐形眼镜。

必须由一个能负责任的成年人陪同，在你就诊期间他必须一直等待在候诊室，然后陪你回家，并且在接下来的24h里安排人照顾你。

应立刻报告你在就诊之前的任何疾病，因为这可能会影响你的治疗。

就诊之后

在结束治疗之后继续待在诊室至少1h。

你的陪同者必须通过非公共交通的方式送你回家。

在当天剩下的时间休息并且不要剧烈活动。

如果感觉到饥饿，可以少量进食，但是仅可食用温食。

在就诊后24h，不要驾驶任何车辆、操纵任何机器或者使用任何家用电器。

在就诊后24h，不要饮酒、开始工作、做任何重要的决定或者签署任何重要的文件。

12.2　抗焦虑和镇静患者的治疗

在半卧位（而不是全躺位）时，气道被血液、唾液、充填体和牙齿，以及被动回流和抽吸引起污染的风险较小。患者不应当平卧或者头朝下。牙科手术椅必须可以放置成水平位置用来心肺复苏。在所有的牙体修复步骤中使用橡皮障来保护气道。关于对吸入或者吞入物体的处理，参见第172页。

血氧浓度计是一种可以用于在手术中或手术后监测患者脉搏和动脉氧的简单设备。在手术期间及手术后1h，患者应当由训练有素的工作人员监护，或者在陪同其出院之前，如果他们没有完全恢复则需监护更长时间。

> 在手术期间及术后至少1h，患者应当由训练有素的工作人员监护。

12.3　口服抗焦虑药或镇静药

口服抗焦虑药和镇静药的反应广泛多变。当决定剂量时，应考虑患者之前镇静药的使用情况、用药史和饮酒史。在老年患者中应谨慎使用镇静药并考虑使用较低剂量。

成人中使用抗焦虑药和镇静药的典型方案是：

1 术前1h口服替马西泮10～20mg；

或者

1 术前1h口服地西泮5～10mg。

12.4 吸入镇静

12.4.1 氧化亚氮（相对镇痛）

联合使用氧化亚氮和氧是一种长期、安全和有效的吸入镇静的技术，通过鼻面罩给药。这种技术对忧虑但合作的患者有用，而且使许多原本不能够容忍以办公室为基础的牙科治疗的患者能够接受治疗。氧化亚氮的额外好处是可以减少味觉敏感患者的咽反射。对于特别焦虑的患者，可以在手术前一晚嘱其口服镇静药。

对于大多数专用设备，其内置的安全特性不允许将超过70%的氧化亚氮传输给患者。氧化亚氮20s起效，达峰效应在3～5min内完成。在手术前需要确定不存在气道狭窄（如患者没有患感冒），因为镇静效果取决于氧化亚氮和氧气的良好流动性。

患者需要一直进行临床监测，需要使用脉搏血氧仪。应当备有复苏设备。必须有合适的气体净化系统来最大限度地减少室内空气污染，以保证工作人员在该环境内不存在任何的职业风险。

在给予氧化亚氮十多分钟结束时，给予100%氧气3～5min来防止动脉血氧饱和度的突然降低（定义为"弥漫性缺氧"）。当氧化亚氮迅速从身体除去并给予100%氧气时会很快复苏。

氧化亚氮的主要并发症与缺氧的程度有关。即使在常用浓度的50%，也有可能偶尔导致意识丧失和咳嗽及咽反射受损害。如果患者意识受损或者患有严重的慢性阻塞性肺疾病时禁用。氧化亚氮在体内扩大含气体腔，因此禁用于患有封闭气胸和肺囊肿的患者及近期做过中耳手术的患者。其他的不良反应偶尔发生，包括低血压、对呼吸系统的影响及恶心和呕吐。

12.4.2 甲氧氟烷

甲氧氟烷已使用接近50年，在澳大利亚作为一线镇痛药广泛用于患者在被送往医院的急救服务过程中。需要指出的是，这些患者应由训练有素的医护人员护理，并且会进入医院继续接受训练有素的医师和护理人员的护理。

近年来，甲氧氟烷已经被市场化使用于牙科。尽管在急救服务中甲氧氟烷显示有效，但是缺乏足够的证据证明其在一般牙科治疗中的使用安全性。因此，一般牙科治疗不推荐甲氧氟烷用于这种情形。

12.5 静脉镇静

静脉镇静是一种高效的技术，但是要求接受由澳洲牙医委员会批准的研究生课程的培训。静脉镇静必须在鉴定合格的机构实施。在过去数年中，由于牙科操作中静脉给药造成了少数死亡案例，其中大多数是可避免的。关于静脉镇静的指南在持续更新，其安全性越来越高，2010版本的更新则更适用于牙科应用——参见"延伸阅读"（见下文）。

延伸阅读

Australian and New Zealand College of Anaesthetists, et al. Guidelines on sedation and/or analgesia for diagnostic and interventional medical, dental or surgical procedures [PS9]. Melbourne: ANZCA, 2010.

<http://www.anzca.edu.au/resources/professional-documents/pdf/PS9-2010. pdf>

第13章

治疗后疼痛的处理

急性口腔和牙齿疼痛大部分是炎症引起的；然而，炎症的原因多种多样。必须对现有症状进行精确诊断并且在考虑使用任何辅助药物之前应该提供有效的牙科治疗，因为牙科治疗是最可见的减轻患者疼痛水平的措施。

> 牙科治疗是最可见的减轻患者牙源性疼痛水平的措施。

准确的诊断也有助于决定什么类型的辅助药物是有效的，如果需要（例如，感染引起的疼痛可能需要抗生素联合恰当的牙科治疗；炎症引起的疼痛可能需要抗炎药物联合恰当的牙科治疗）。有时候镇痛药可能是正确的——无论单独使用还是联合其他药物。

13.1 理解疼痛

疼痛是一种难以衡量的主观现象。它取决于患者的疼痛感觉、他们的应对方式，以及他们之前对疼痛及疼痛缓解的体验。患者对医生能够诊断和处理他们问题的信心可能也会起到作用。

如果认为需要使用镇痛药，疼痛的水平和类型都需要被评估。疼痛的水平通常被描述为轻微、中度或严重，而疼痛的性质被定义为感受性或神经病理性。

感受性（"生理性的"）疼痛起源于外源性刺激（如热或冷）或内源性刺激（如组织损伤引起的部分炎症释放的化学介质）对浅表组织或深部组织受体（疼痛感受器）的刺激。

神经病理性疼痛起源于传入传导系统至中枢神经系统接受中心的神经通路上任何节点的紊乱。可能由压力、炎症、创伤、代谢性疾病或退行性疾病引起。神经病理性疼痛在牙科患者中不常见，但是可能给诊断造成困难。

疼痛也可以划分为急性或慢性。

急性疼痛的起源是感受性的，并且是牙医治疗中最常见的疼痛类型。急性口腔和牙齿疼痛相对较容易诊断，只需医生参照推荐的诊断流程（参见第1页）。大多数患者，只要开始的牙科治疗恰当，急性疼痛就可以立刻缓解；然而，一些患者在开始的24～48h（如果他们的疼痛严重或者接受进一步手术时，时间可能会稍微延长）需要辅助的镇痛治疗。一般来说，急性疼痛具有自限性，发挥一种保护性生理功能并且不会或很少引起心理症状。

慢性疼痛从起源上看主要是病理性的，但是也可能是感受性的。因为缺少明显的体征或症状，从而难以精确诊断。慢性疼痛比急性疼痛更难解决。它不具有自限性，不具有保护性生理功能，并且可能引起焦虑、恐惧、沮丧、失眠和社会功能障碍。单独使用镇痛药治疗很少有效，需要配合其他更合适的治疗（包括辅助药物和行为/社会心理治疗）。对于慢性口腔神经疼痛的患者，牙科治疗通常适得其反，应当被中止（参见"口面部疼痛"，第88～93页）。关于治疗慢性疼痛的更多信息，参见《治疗指南：疼痛分册》。

13.2 口腔科镇痛药的使用

13.2.1 一般原则

大多数急性口腔和牙齿的疼痛问题是由于口腔、牙齿或相关组织的炎症引起的。炎症可能源于多种因素（如感染、创伤、外科手术）。因此，对疼痛起因的评估是必要的，因为这将决定治疗。

镇痛药并不能解决疼痛的起因——它们本质上是通过阻断痛觉来发挥作用。只有当患者的疼痛无法消除、降低，或者疼痛无法通过合适的牙科治疗和其他病情的合适药物来控制，才需要使用镇痛药。对因手术操作导致的术后疼痛也应使用镇痛药。镇痛药应该被认为是适当牙科治疗和其他必须药物的辅助。

当确实需要镇痛药时，应当针对每位患者制订合适的治疗方案，考虑药物使用的所有禁忌和注意事项，以及潜在的不良反应（参见"镇痛药"，第27～34页）。由于具有镇痛和抗炎作用，可以使用非甾体抗炎药（NSAIDs）（如阿司匹林、布洛芬）。通常联合使用更加有效果，因为除了镇痛作用外还可以减轻疼痛部位的炎症。如果禁忌使用NSAIDs，就只能选择恰当剂量的对乙酰氨基酚或者足够剂量的对乙酰氨基酚＋可待因。除了可待因，阿片类药物较少用于牙科。

通常牙科治疗和其他药物可以有效减轻疼痛，镇痛药只在短期内应用。然而，应当采取灵活的疼痛治疗策略，使药物和剂量与预期的疼痛水平相匹配。在治疗期间或者之后，疼痛控制如果不足，可能导致慢性疼痛。

牙齿疼痛和恰当治疗的例子：

如果疼痛由感染引起，应当通过手术和引流控制感染，如果确实需要辅助的药物治疗，使用合适的抗微生物药物。只有在经过上述措施仍不能有效缓解疼痛时才给予镇痛药。

如果疼痛由炎症引起，应当去除刺激性因素并且使用一种NSAID作为辅助药物来更有效和预见性地帮助减轻炎症。只有当单独给予一种NSAID不能有效缓解疼痛时才给予对乙酰氨基酚（合用或不合用可待因）。

13.2.2 剂量

应当尽可能短时间内使用最低有效剂量的镇痛药以尽量降低不良反应的进展以及发生药物相互作用的风险。

许多医生传统处方镇痛药是基于"疼痛需要用药"而不是按照"药物疗程"。这种方法导致无法达到最佳的疼痛控制效果，因为镇痛药的血药浓度会从高到低波动很大，这取决于镇痛药的使用时间。相关的疼痛治疗可在非常好或者较好的疼痛控制与疼痛复发之间。疼痛和疼痛缓解的循环，使得患者通常承受更多痛苦并且需要更长时间来恢复。

理想情况，应当基于规范的疗程（如类似于一个药物疗程）来服用镇痛药，以保证药物血药浓度维持在能有效缓解疼痛的阈值浓度之上。常规使用镇痛药通常意味着需要更短的疗程，特别是当药物同时具有镇痛和抗炎作用时。给药间隔取决于使用的药物的药代动力学特征（如其半衰期）、药物配方（如速释制剂或调释制剂）、患者自身因素（如肾脏或者肝脏功能）和可能的药物相互作用。大多数速释镇痛药需要每 4～6h 服用。

在许多研究中使用'第三磨牙模型'来比较多种镇痛药的疗效。研究结果概述于框 13-1。对于成人治疗后疼痛的处理建议（见第127页）都是基于这些研究的发现。

13.2.3 给药途径

大多数以口腔或者牙齿疼痛求诊的患者都可以使用**口服**的镇痛药（包括片剂、胶囊或者液体）来解决。然而，患者在以下情况可能不能忍受口服给药：

- 他们存在吞咽困难（如因为身体或心理方面的问题）；
- 胃肠道吸收功能可能明显减低（如由于恶心、呕吐或者胃肠道病变）。这可能发生于试图缓解疼痛而正在服用多种药物（处方或者自服，或者二者皆有）的患者。

镇痛药还可以通过**胃肠外**（注射剂）和**直肠**（栓剂）途径给药。栓剂可非常有效，而且可以自己给药，但注射剂需要合适的专业卫生人员给药。

框13-1 疼痛处理建议是如何起源的

"第三磨牙模型"指拔除智齿（一种可以引起疼痛牙科手术）。这被用于多种研究中来比较多种镇痛药的效果。

这些研究一直显示当单独使用可待因时，镇痛效果并不明显，但是当其与对乙酰氨基酚或阿司匹林联合使用时可以有效缓解疼痛。当联合使用这两种药物时，增加可待因和对乙酰氨基酚的剂量可以促进疼痛缓解。已证明布洛芬是一种更佳有效的镇痛药，特别是当其剂量增加时（见图13-1）。

对于成人，至少需要30mg可待因用于镇痛，但是如果服用60mg效果更佳（通常用于严重疼痛）。可待因可单独使用或者联合对乙酰氨基酚（或其他药物）一同使用。有许多种非处方（含有低剂量可待因）和处方对乙酰氨基酚+可待因的联合制剂。然而，含有低剂量可待因的联合制剂通常是不够的。

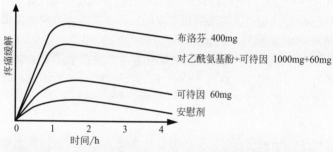

图13-1 应用"第三磨牙模型"评估使用不同镇痛药后疼痛缓解的图示（注意镇痛药的效果在不同成年患者中存在广泛变异）

此图是使用"第三磨牙模型"进行研究所得结果的图示。所有的药物在4h内有效；然而，每片药物吸收存在"滞后效应"，这是由于当血药浓度达到峰值逐渐降低后作用也"逐渐减弱"。

13.3 疼痛处理策略

13.3.1 原则

有效的疼痛处理始于精确的诊断和恰当的治疗计划，可使用"3Ds"原则——诊断（Diagnosis）、牙科治疗（Dental treatment）和药物（Drugs）（见"诊断原则和处方：诊疗"，第3页）。

如果治疗后疼痛需要镇痛药，在处方药物之前应当回答5个问题：

开始时是主观疼痛吗？如果不是，需要进一步的观察和其他的处理措施。

疼痛是轻微、中度还是重度？此评估包括患者对疼痛的感觉，以及医生对引起疼痛问题严重程度的评估。

是否已经提供了合适的牙科治疗？如果没有，应当立刻就诊。

患者是否可以使用NSAIDs（如阿司匹林、布洛芬）？如果不可以，使用对乙酰氨基酚，联用或不联用可待因。使用NSAIDs的典型禁忌是有明确的NSAIDs过敏史（特别是NSAIDs引起的哮喘）、活动性消化性溃疡或者胃肠道出血（亦见"NSAIDs：不良反应、相互作用和注意事项"，第29页）。

患者是否可以通过口服途径服药？如果不可以，考虑栓剂或者注射剂（见第125页）。

13.3.2 成人治疗后疼痛的处理

根据临床情况决定牙科治疗后是否需要使用镇痛药，来帮助治疗患者的疼痛或者可能出现的疼痛。使用的治疗策略取决于疼痛水平。

对于轻微疼痛，使用：

1 口服布洛芬400mg，每4h一次（最大剂量为2400mg/24h）；

或者

2 口服阿司匹林600～900mg，每4h一次（最大剂量为3600mg/24h）；

或者（如果NSAIDs存在禁忌）

3 口服对乙酰氨基酚500～1000mg，每4～6h一次（最大剂量为4g/24h）；

对于**中度疼痛**，使用：

1 口服布洛芬400～600mg，每4h一次（最大剂量为2400mg/24h）；

加上

口服对乙酰氨基酚1000mg，每4h一次（最大剂量为4g/24h）；

或者（如果NSAIDs存在禁忌）

2 对乙酰氨基酚+可待因1000mg+60mg口服，每4h一次（对乙酰氨基酚最大剂量为4g/24h）。

对于**重度疼痛**，使用：

1 口服布洛芬400～600mg，每4h一次（最大剂量为2400mg/24h）；

加上

对乙酰氨基酚+可待因1000mg+60mg口服，每4h一次（对乙酰氨基酚最大剂量为4g/24h）；

或者（如果NSAIDs存在禁忌）

2 对乙酰氨基酚+可待因1000mg+60mg口服，每4h一次（对乙酰氨基酚最大剂量为4g/24h）。

需要衡量NSAIDs的潜在受益和潜在风险，特别是对于高风险患者（见"NSAIDs：不良反应、相互作用和注意事项"，第29页）。需要关注对乙酰氨基酚的过量使用（见"对乙酰氨基酚：过量"，第32页）。关于可待因的不良反应，见第33页。

如果患者需要服用布洛芬加上对乙酰氨基酚（或者布洛芬加上对乙酰氨基酚＋可待因），相对于每隔4h服用每种药物，间隔2h服用药物其镇痛效应会更加连续。通常在24h后（或者甚至在进行牙科治疗操作后的早晨）可以停用对乙酰氨基酚（或者对乙酰氨基酚＋可待因），但是布洛芬的抗炎效应在其后2～3天仍有效直至疼痛完全解决（详细说明见框13-2）。

多西拉敏是一种抗组胺药，与对乙酰氨基酚＋可待因存在于一些商业制剂中。其作用相当于"镇静剂"，可以帮助患者对抗疼痛，口服剂量每4h不超过10mg。但是必须警告患者多西拉敏可能引起困倦。大多数包含多西拉敏和对乙酰氨基酚＋可待因的商业制剂中含有很少剂量的可有效缓解疼痛的可待因。

如果患者无法有效疼痛缓解或者是严重的持续性疼痛（如超过5天），建议重新诊断——考虑咨询专家意见。

> 如果患者疼痛无法有效缓解或者存在严重的持续性疼痛，应重新评估诊断并且考虑咨询专家意见。

框13-2 联合布洛芬和对乙酰氨基酚（或者对乙酰氨基酚＋可待因）来提高成年患者的疼痛治疗

由于布洛芬主要作用于局部（如在炎症部位），而对乙酰氨基酚和可待因作用于中枢神经系统内，因此它们可以互补。如果在牙齿治疗后立刻服用布洛芬，它可以在局部镇痛效应减弱时有效缓解疼痛，还可发挥抗炎作用（通过减轻受影响组织的炎症，来进一步减轻疼痛，或者完全去除疼痛）。

布洛芬和对乙酰氨基酚（或者对乙酰氨基酚＋可待因）间隔2h服用，每种药物每4h服用，这种服药方式可以改善疼痛。在起始的吸收时间结束后，布洛芬的血药浓度可以达到其阈浓度，以有效缓解疼痛。一段时间后，浓度降到阈浓度之下而无效。然而，如果在服用布洛芬2h后服用对乙酰氨基酚（或者对乙酰氨基酚＋可待因），当对乙酰氨基酚（或者对乙酰氨基酚＋可待因）吸收时布洛芬的浓度仍会在阈浓度之上并有效镇痛。在布洛芬的浓度降至其有效阈浓度之下时，对乙酰氨基酚和可待因的浓度将会达到它们的阈浓度来缓解疼痛。

如果每4h同时服用布洛芬和对乙酰氨基酚（或者对乙酰氨基酚＋可待因）则没有必要采用上述方法，仍可以有效地缓解疼痛。然而，在每4h间隔末期及每种药物下一剂量完全吸收之前（30～60min）疼痛控制可能会降低。交替给药方法也可能减少胃刺激，因为胃无法同时承受多种药物。

交替给药方法依赖于患者的依从性，因此应当向患者解释不同时间服用不同药物的原理。可以提供患者一张纸质说明来突出服用每种药物的具体时间（而不是告诉患者'每2h'）。可以给患者一个简单的时间轴，如图13-2所示，根据患者的具体需求调整患者的时间和药物。

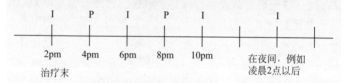

I=布洛芬 400mg

P=对乙酰氨基酚 1000mg

图13-2　牙科治疗之后患者服用布洛芬加对乙酰氨基酚的说明举例（使用时间轴）

对乙酰氨基酚（或者对乙酰氨基酚＋可待因）通常可以在24h后停用或者甚至在第二天早晨停用，但是应当继续使用布洛芬2～3天，因为其抗炎效应有助于进一步解决可以引起疼痛的炎症。

13.3.3　儿童治疗后疼痛的处理

儿童的疼痛治疗通常比成人简单，因为其缺乏通常可以改变成人对疼痛反应的心理叠加反应。然而，应当考虑到正处于疼痛儿童的父母的反应，作为父母，必须提供药物治疗。

在对疼痛起因的精确诊断和恰当的牙科治疗方面，儿科患者与成年患者不存在差异。儿童中可以引起治疗后疼痛的常规手术包括牙体修复、简单拔牙和手术拔牙。

为了限制治疗后的不适，在手术期间合适的疼痛控制是非常重要的。使用一种局部镇痛药和吸入镇静药（如氧化亚氮的相对镇痛），或者一种限制情感叠加的全身麻醉药，是控制疼痛的起始措施。

对乙酰氨基酚或者 NSAIDs（如布洛芬）的镇痛通常是儿童治疗后疼痛处理的基石。阿司匹林不应当用于16岁以下儿童的镇痛，由于其可引起罕见的 Reye 综合征。

儿科处方通常包括根据体重计算药物剂量。对于明显肥胖的儿童，剂量的计算应按儿童年龄的平均体重而不是他们的真实体重，因为根据后者计算可能引起过量（关于儿童的年龄平均体重见表13-1）。

表 13-1　儿童的年龄平均体重

年龄/岁	平均体重/kg
1	9
3	14
5	18
7	23
10	32
12	39

来源：Paediatric Formulary Committee. BNF for Children 2010-2011. London: BMJ Publishing Group, Pharmaceutical Press, and RCPCH Publications, 2010。

对于儿童的治疗后疼痛，使用：

1　口服布洛芬5～10mg/kg，每6～8h一次（最大剂量为2400mg/24h）；

或者

1　口服或者直肠给予对乙酰氨基酚15mg/kg，每4～6h一次（最大剂量为4g/24h）。

由于布洛芬主要发挥局部作用（如在炎症部位），而对乙酰氨基酚作用于中枢神经系统，因此它们是协同的并且可以联用。如果治疗后疼痛严重，除了其他药物还需要使用阿片类药物（如可待因）。

治疗后定期给予合适剂量的镇痛药非常重要。如果24h后疼痛持续存在，应当重新评估患者。

延伸阅读

Dionne RA, Phero JC, Becker DE. Management of pain and anxiety in the dental office. Philadelphia: WB Saunders Co., 2002.

eTG complete [CD-ROM or online]. Melbourne: Therapeutic Guidelines Limited [regularly updated].

Hargreaves K, Byrne E, Keiser K. Analgesics in endodontics. In: Cohen S, Hargreaves K, editors. Pathways of the pulp. 9th ed. St Louis: Mosby Elsevier, 2006.

Holstein A, Hargreaves KM, Niederman R. Evaluation of NSAIDs for treating post-endodontic pain. Endod Topics, 2002, 3:3-13.

第14章
伴全身疾病患者的牙科治疗

接受一般牙科治疗的患者可能伴有全身系统性疾病或者正在服用可以影响牙科治疗的药物。本章概述了一些与之相关的常见的和重要的全身疾病和牙科问题，但是它不能替代专科训练或详细的参考书。牙科治疗可能增加医疗紧急情况的发生率，这些会在"牙科临床中的医疗紧急情况"中讨论（第164～186页）。

目前使用的药物的详细清单，包括处方药、非处方药和辅助药物，是患者病历的一个重要组成部分（关于病史采集的讨论见第1页）。如果患者不能确定他们正在服用的是什么药物，告诉他们携带一张药物清单或者从他们的医生或者药师那儿获取目前的清单。反复核对患者提供的病历中的药物，由于患者会低估某种情形的重要性，可能存在患者忘记提及或者未告知的情形。

在考虑牙科治疗之前，应仔细考虑治疗对患者潜在疾病的影响。如果患者仅能承受短期的牙科治疗，他们的临床状况很容易不稳定，或他们的平均寿命较短，应相应地修改牙科治疗方案。

14.1 心血管疾病

心血管疾病常见，特别是随着年龄增加。关于心血管疾病的信息，可参阅《治疗指南：心血管病分册》。牙医应当加强策略（如戒烟）来减少心血管疾病发生的风险。

与心血管疾病相关的主要牙科问题是防止发生心内膜炎（见第98页）以及进行牙槽手术患者使用抗凝血药和抗血小

板药物的潜在问题（见下文）。患者可能有高血压史（见第136页）、冠心病史（见第138页）或者心力衰竭史（见第139页），这些可能会影响牙科治疗。

14.1.1 正在接受牙槽手术（包括拔牙）的患者服用抗凝血药和抗血小板药物的潜在问题

许多心血管病患者，包括冠心病、脑血管疾病、心房颤动和静脉血栓栓塞性疾病，服用抗血小板和（或）抗凝血药。

服用抗凝血药或者抗血小板药物的患者的关键问题是，如果在手术之前没有停用药物会增加出血的风险与如果在手术之前停用药物会增加血栓事件的风险二者之间的平衡。过去强调的重点是尽量减少出血；然而，血栓栓塞事件可能更严重（如卒中会带来灾难性影响，口内出血虽然也会带来混乱，但可以通过局部措施很容易地得到控制）。

> 卒中会带来灾难性影响，口内出血虽然也会带来混乱，但可以通过局部措施很容易地得到控制。

有必要去确定患者是否服用抗凝血药或者抗血小板药物，如果是，核实服用的是什么药物，目前的剂量以及适应证。同时核实患者是否正在服用其他药物。

最常使用的抗凝血药是华法林（见第136页）。常用的抗血小板药物是阿司匹林（见下文）、氯吡格雷（见第135页）和普拉格雷（见第135页）。一些辅助药物，包括鱼油、银杏叶和氨基葡萄糖，有较弱的抗血小板作用，但是通常没有临床意义。

14.1.1.1 阿司匹林

使用阿司匹林抗血小板治疗通常不会引发拔牙创口的显著出血。对于牙槽手术（包括拔牙），没有指征去停止患者常规使用的阿司匹林。应警告患者当未停止使用阿司匹林时其发生瘀青的概率会稍微增高，但是与停用阿司匹林发生血栓的风险相比，此风险不是很大。可以采取局部措施止血，包括浸入一种包含肾上腺素的局部麻醉药，放入一块可吸收的裹布，然后缝合。另请参阅"拔牙后的并发症：出血"，第194页。

如果停止使用阿司匹林（如对于一个涉及广泛软组织的手术），应至少在术前7天停止使用，在术后2天再恢复使用。在术前仅仅停用阿司匹林几天是没用的。

14.1.1.2　氯吡格雷和普拉格雷

在植入冠状动脉支架后通常联合使用阿司匹林和氯吡格雷或者普拉格雷长达1年来防止形成支架血栓。氯吡格雷或普拉格雷还通常用于患有缺血性事件的患者，尽管他们已经使用阿司匹林治疗或者不能耐受阿司匹林。

植入冠状动脉支架后过早停用双联抗血小板治疗会显著增加支架血栓的风险，其经常会导致心肌梗死或者死亡[1]。详细的研究表明风险可高达

> 不要在没有专家建议的情况下停止使用氯吡格雷或者普拉格雷。

15%。不要在没有专家建议的情况下过早停用氯吡格雷或者普拉格雷。

建议正在服用氯吡格雷或者普拉格雷并且需要接受牙槽手术（包括拔牙）的患者不要停止药物治疗。采用局部止血措施并且告知患者他们可能会发生广泛的瘀青。

---

[1]　Grines CL, Bonow RO, Casey DE, Jr., Gardner TJ, Lockhart PB, Moliterno DJ, et al. Prevention of premature discontinuation of dual antiplatelet therapy in patients with coronary artery stents: a science advisory from the American Heart Association, American College of Cardiology, Society for Cardiovascular Angiography and Interventions, American College of Surgeons, and American Dental Association, with representation from the American College of Physicians. Circulation, 2007, 115(6): 813-818.

14.1.1.3　华法林

患者和他们的医生都应理解，服用华法林的患者应该怎样处理拔牙与华法林服用的关系，这一点非常重要。在没有咨询时患者自行减少华法林剂量的情况并不少见，或者去咨询他们的医生，其可能（未必）建议按照常规疗程，小手术可停用抗凝血药。

对于正在服用华法林且需要口腔小手术患者的处理见框14-1。关于正在服用华法林的患者进行拔牙的更多信息，参阅《澳大利亚牙科杂志》[1]，此问题在杂志中已有全面分析。

14.1.1.4　其他抗凝血药或者抗血小板药物

临床上还有一些其他的抗凝血药或者抗血小板药物（如双嘧达莫、达比加群、依诺肝素、利伐沙班）。达比加群和利伐沙班越来越多地用于口腔抗凝血，但是，不同于华法林，目前没有实验数据来指导治疗并且缺乏它们的特效解毒药。

如果某患者正在服用抗凝血药或者抗血小板药物，除了阿司匹林（见第134页）、氯吡格雷（见第135页）、普拉格雷（见第135页）和华法林（见上文），不必停药。在进行牙槽手术（包括拔牙）前咨询患者的医生。在几乎所有情况下，都应使用局部措施辅助止血。如果发生自发出血，需要紧急医疗救助。

14.1.2　高血压

随着年龄增长，高血压很常见。多种药物可用于治疗高血压并且通常联合用药。关于高血压的更多信息，可参阅《治疗指南：心血管病分册》。

---

[1] Carter G, Goss AN, Lloyd J, Tocchetti R. Current concepts of the management of dental extractions for patients taking warfarin. Aust Dent J, 2003, 48(2): 89-96; quiz 138.

14.1.2.1 牙科问题

已经控制且稳定的高血压对于牙科治疗通常没有问题。检查患者是否在同时服用抗血小板或者抗凝血药——见"正在接受牙槽手术（包括拔牙）的患者服用抗凝血药和抗血小板药物的潜在问题"，第134页。

一些长时间的牙痛可以增高血压，所以应当及时开始合适的牙科治疗。与牙科恐惧症相关的重度焦虑可能会使血压升高。在此情况下，应当考虑使用镇静药（见"牙科手术中的抗焦虑和镇静"，第117页）。

理论上，含有肾上腺素的局部麻醉药可能升高血压；然而，临床上来看，它们并没有显著的升压效应（见"局部麻醉药：加入血管收缩药"，第108页）。

框14-1　对于正在服用华法林且需要口腔小手术患者的处理

术前（对于所有的患者）

· 询问详细的病史，包括：

—华法林剂量方案；

—INR值的稳定性；

—潜在的身体状况和其他药物使用情况；

—需要预防性使用抗生素（见第98～106页）。

· 术前24h内化验血测定INR值：

—如果INR值低于2.2并且不存在禁忌证，继续进行手术；不需要氨甲环酸漱口水；

—如果INR值在2.2～4.0，使用下面的氨甲环酸漱口水方案继续进行手术；

—如果INR值高于4.0，停止手术并且让患者去咨询他们的医生。

· 不要停用华法林。

氨甲环酸漱口水方案（对于INR值在2.2～4.0的患者）

手术当天

· 检查INR（INR值必须在2.2～4.0）。

· 视病情给予抗生素预防。

· 用4.8%氨甲环酸漱口。①

术中（仅适用于拔牙）

- 在拔牙后，使用一次性注射器抽取氨甲环酸漱口水冲洗牙槽。
- 使用松散的止血剂填充牙槽。
- 每个拔牙窝缝合一针。
- 告诉患者紧咬着一块在氨甲环酸漱口水中浸泡过的纱布。

术后

- 给予患者氨甲环酸漱口水和使用说明（取 10mL 漱口 2min，每天 4 次，持续 2 ～ 5 天）。
- 术后 2 天再次安排牙科预约。

再次复诊（术后 2 天）

- 检查出血、疼痛、愈合延迟或者感染，必要时进行治疗。

1 至 2 周后再次检查以确定已经愈合。

---

① 如果没有 4.8% 氨甲环酸漱口水，可以在给药前将碾碎的 500mg 片剂迅速溶解于 10mL 水中制得 5% 溶液。

INR= 国际标准化比值

由于可能引起肾损伤，NSAIDs 应谨慎用于高血压患者。如果患者使用一种 NSAID 联合一种利尿药加上一种血管紧张素转换酶抑制药（如培哚普利）或者血管紧张素 Ⅱ 受体拮抗药（如坎地沙坦），会增加肾损伤的风险；同时使用此三类药物的最终结果可能是肾衰竭。

14.1.3 冠心病

关于冠心病的更多信息，参阅《治疗指南：心血管病分册》。

14.1.3.1 牙科问题

除了抗血小板药物和抗凝血药对接受牙槽手术患者的潜在影响（见第 134 页），对于冠心病患者，牙齿治疗的关键问题是确定他们目前的身体状态是稳定的并且遵循着预防和（或）康复计划。心肌梗死、植入支架或者冠状动脉旁路手

心肌梗死、植入支架或者冠状动脉旁路手术后 3 个月再开始牙科治疗。

术后应在至少3个月后再进行牙科治疗。如果心肌梗死后3个月内发生牙痛或者感染，应尽可能简便地处理该牙。

冠脉扩张的患者进行牙科手术时不需要预防性使用抗生素，除非另有说明（见第98页）。植入起搏器或者其他可植入心电设备（如植入式心律转复除颤器）的患者在一般牙科治疗期间不会出现问题。牙科电子设备不会干扰现代植入式设备，并且由于设备是植入于肌肉内，因此心内膜炎不是危险因素。

应告知曾有心绞痛病史的患者在牙科治疗就诊时携带相关药物（如硝酸甘油喷雾剂或者片剂）。牙科治疗应在短期内进行。使用放松的技巧和考虑镇静（参阅"牙科手术的抗焦虑和镇静"，第117页）。应确保有效的局部麻醉——这些患者有使用血管收缩药和局部麻醉药的指征（见"局部麻醉药"，第107页）。

流行病学研究已经表明牙周病是心血管疾病的危险因素。然而，尚未证明牙周疾病和心脑血管疾病是血管疾病的并发症状，或者治疗牙周疾病是否可以改善心血管状态。需要进一步研究，但是无论如何，改善牙周健康是很重要的。更多信息，请参阅"美国心脏病学杂志和牙周病学杂志编辑共识：牙周炎和动脉粥样硬化性心血管疾病"❶。

"牙科临床中的医疗紧急情况"一章（见第166页）讨论了牙科手术中心绞痛或急性冠脉综合征的处理。

14.1.4　心力衰竭

老年人通常患有心力衰竭。其可以是左心室占优势伴随肺充血和呼吸衰竭，或者右心室占优势伴随静脉高压、外周

---

❶ Friedewald VE, Kornman KS, Beck JD, Genco R, Goldfine A, Libby P, et al. The American Journal of Cardiology and Journal of Periodontology editors' consensus: periodontitis and atherosclerotic cardiovascular disease. J Periodontol, 2009, 80(7): 1021-1032.

水肿和肝充血。通常两者都是充血性心力衰竭或两心室心力衰竭的典型症状。关于心力衰竭的更多信息，参阅《治疗指南：心血管病分册》。

14.1.4.1 牙科问题

只有患者心力衰竭进入稳定状态时才可以进行牙科治疗，并且应当在短时间内进行。心力衰竭患者通常无法平躺，仰卧时其头部应高于心脏。有效的指南会注明何种程度时患者在床上睡眠时需要支撑。如果他们需要借助多个枕头才可以安睡，其可能无法耐受水平放置的牙科治疗椅。

由于NSAIDs可以加重心力衰竭，心力衰竭患者应避免使用NSAIDs。

14.2 呼吸道疾病

影响牙科治疗最常见和严重的呼吸道疾病是哮喘（见下文）。其他严重的呼吸道疾病是慢性阻塞性肺疾病（见第141页）和阻塞性睡眠呼吸暂停（见第142页）。关于这些和其他呼吸道疾病的更多信息，参阅《治疗指南：呼吸病分册》。

14.2.1 哮喘

哮喘是一种气道高反应性的慢性气道炎性疾病，从而引发反复发作的喘息、胸闷和咳嗽。发作通常是广泛性的，但是可变异，气流阻塞通常是可逆的，不论是自发性还是经过治疗的。哮喘的许多症状与其他疾病重合（如慢性阻塞性肺疾病）。

在澳大利亚大约有10%的成人（16岁及以上）和11%的儿童患有哮喘。哮喘通常发生于儿童时期，但是在任何年龄都可能首次发作。

控制哮喘的药物包括吸入糖皮质激素（如氟替卡松）、长效β_2受体激动药（如沙美特罗）、口服泼尼松龙、孟鲁司特和色甘酸钠——这些药物通常被称为"控制性药物"。短效β₂受体激动药（如沙丁胺醇、特布他林）用于治疗哮喘急性发作——这些药物通常被称为"缓解性药物"。

关于哮喘的更多信息，参阅《治疗指南：呼吸病分册》。

14.2.1.1 牙科问题

哮喘患者进行牙科治疗时最重要的是在治疗期间避免诱发哮喘。应当建议常规使用吸入器的患者在牙科就诊时携带吸入器以便其需要时可以自我治疗。如果哮喘患者在牙科手术期间需要静脉镇静或者全身麻醉，应该由专业的麻醉师在医院内给药。

如果患者存在肾上腺抑制，在牙科治疗前需要增加服用全身性糖皮质激素的剂量（见"肾上腺疾病：牙科问题"，第148页）。

一些药物（如阿司匹林和其他NSAIDs）可以引起易感哮喘患者支气管狭窄，因此应当避免使用这些药物或者谨慎使用。对乙酰氨基酚是首选的镇痛药和退热药，因为其不良反应极少见并且与NSAIDs相比反应较轻。

使用吸入性糖皮质激素的患者可能继发口腔念珠菌感染。为了减少口腔念珠菌感染和全身吸收糖皮质激素的风险，建议患者在吸入后用水漱口咽部并且吐出漱口水。使用定量雾化吸入器的患者会出现发声困难的额外风险，应当建议其加上储雾罐。

"牙科临床中的医疗紧急情况"章节讨论了牙科手术中急性哮喘的处理（见第168页）。

14.2.2 慢性阻塞性肺疾病

慢性阻塞性肺疾病（COPD）的特点是不完全可逆的气流阻塞。气流受限通常呈进行性发展，并伴有肺部对有害颗粒或气体的异常炎症反应。COPD通常伴有肺气肿（其肺实质发生实质性损害）和气道损伤（伴气道壁增厚和狭窄）。通常，COPD涉及中年或老年人，并且吸烟是最主要的诱发因素。

关于COPD的更多信息，参阅《治疗指南：呼吸病分册》。

14.2.2.1 牙科问题

COPD患者的牙科治疗需要根据患者的情况进行调整。严重COPD患者不能耐受平躺。如果患者存在肾上腺抑制，在牙科治疗前需要增加服用全身性糖皮质激素的剂量（见"肾上腺疾病：牙科问题"，第148页）。

戒烟是唯一被证明可以改善COPD自然史的干预措施。所有的健康专家都应该积极鼓励患者戒烟。《治疗指南：心血管病分册》和QUIT Victoria网站（www.quit.org.au）上有关于戒烟建议的讨论。

使用吸入性糖皮质激素的患者可能继发口腔念珠菌感染。为了减少口腔念珠菌感染和全身吸收糖皮质激素的风险，建议患者在吸入后用水漱口咽部并且吐出漱口水。使用定量雾化吸入器的患者会出现发声困难的额外风险，应当建议其加上储雾罐。

14.2.3 阻塞性睡眠呼吸暂停

阻塞性睡眠呼吸暂停（OSA）影响大约4%男性和2%女性。其以气道反复性阻塞为特征，导致睡眠时呼吸暂停（呼吸停止）或呼吸功能不全（部分阻塞）。如果没有诊断出OSA并且给予恰当的治疗，可能过早引起心血管病或者意外死亡。《澳大利亚牙科杂志》[1]和《临床睡眠医学杂志》[2]详细综述了OSA。

[1] Sherring D, Vowles N, Antic R, Krishnan S, Goss AN. Obstructive sleep apnoea: a review of the orofacial implications. Aust Dent J, 2001, 46(3): 154-165.

[2] Epstein LJ, Kristo D, Strollo PJ, Jr., Friedman N, Malhotra A, Patil SP, et al. Clinical guideline for the evaluation, management and long-term care of obstructive sleep apnea in adults. J Clin Sleep Med, 2009, 5(3): 263-276.

OSA 的主要危险因素是肥胖和面部骨骼后缩（如下颌后缩）。

OSA 的治疗包括减肥、戒烟、避免摄入酒精和影响睡眠的药物、治疗鼻塞、扁桃体切除术、改变睡眠姿势、连续气道正压通气（CPAP）、下颌前移术和手术。CPAP 气动固定住上呼吸道，阻止其在睡眠期间关闭。其通过在睡眠时佩戴的密切贴合的鼻罩中设计一种机器介由软管吹气来完成。下颌前移夹板通常由丙烯酸制成，戴在牙齿上使下颌牙固定在突出的位置用来保持呼吸道通畅。

14.2.3.1　牙科问题

牙医在多学科治疗 OSA 中发挥重要作用，包括诊断面部骨骼牙齿后移和做下颌前移术[1][2]。下颌前移术可以有效治疗部分 OSA 患者，这必须在专业的呼吸内科医生领导的多学科团队下完成。

打鼾可以仅仅单独发生或者是 OSA 的一个标志。没有医疗检查和实验室睡眠检查无法诊断出打鼾的原因。在缺乏这些检查时，使用口腔设备治疗打鼾是不合适的。

> 在缺乏医学检查和调查时，使用口腔设备治疗打鼾是不合适的。

OSA 患者在镇静或者全身麻醉时会增加呼吸暂停的风险。任何需要镇静或者麻醉的牙科手术都应当有专业的麻醉师在场并且在医院内实行。

---

[1]　Vowles N, Goss AN. Mandibular advancement splints. ENT and Audiology News, 2010, 19(3): 58-60.

[2]　Kushida CA, Morgenthaler TI, Littner MR, Alessi CA, Bailey D, Coleman J, Jr., et al. Practice parameters for the treatment of snoring and obstructive sleep apnea with oral appliances: an update for 2005. Sleep, 2006, 29(2): 240-243.

14.3 内分泌疾病

对于牙科治疗有特殊重要性的内分泌疾病包括糖尿病（见下文）、甲状腺疾病（见第147页）、肾上腺疾病（见第147页）和双膦酸盐治疗的骨和钙疾病（见第149页）。关于这些疾病的更多信息，参阅《治疗指南：内分泌分册》。

14.3.1 糖尿病

1型糖尿病患者占全部具有欧洲血统的成年糖尿病患者的10%。其主要由免疫介导的产生胰岛素的β细胞破坏引起。2型糖尿病起源上是多因素的；危险因素包括糖耐量受损或空腹血糖受损、之前患有妊娠期糖尿病、年龄、肥胖、一级亲属有2型糖尿病、高血压、种族来源以及心血管疾病（更多信息参阅《治疗指南：内分泌分册》）。

所有的1型糖尿病患者需要胰岛素治疗，而2型糖尿病开始时通过饮食和常规锻炼通常可以取得良好的控制。如果饮食和锻炼起效甚微，可能需要处方一种或者多种口服降糖药（如磺酰脲类、二甲双胍）。即使口服药物成功治疗多年后，大多数2型糖尿病患者仍逐渐需要胰岛素治疗。

测定血红蛋白 A1c（HbA1c 或糖化血红蛋白）可以反映过去2~3个月平均血糖水平。其对于监测糖尿病患者长期的血糖控制及在预测糖尿病相关的并发症方面非常有用。通常糖尿病患者的 HbAlc 目标是 7.0%（53mmol/mol）或更低。如果患者的 HbAlc 高于 8.0%（64mmol/mol），其软组织愈合可能延迟——牙医应当与患者的医生沟通联络。

关于糖尿病的更多信息，参阅《治疗指南：内分泌分册》。

14.3.1.1 牙科问题

牙医应当通过详尽的病史来确定患者糖尿病的治疗情况并且评估患者对其治疗的依从性及理解。

糖尿病控制不佳的患者患牙周疾病的风险增加。他们可能患有涎腺症导致唾液腺功能受损。他们应该得到常规牙科护理，包括指导口腔卫生和维持牙列完整。

对于慢性牙周病急性发作或者软组织愈合延迟，以及反复或者持续性发生口腔细菌或者真菌感染的患者，应当考虑未诊断出其患糖尿病的可能性。

（1）不稳定的糖尿病控制

大多数糖尿病患者常规的药物、饮食、活动和血糖监测使得他们感觉良好并且其血糖浓度能控制在安全范围。假设这种生活方式维持稳定，大多数牙科治疗可以顺利进行。然而，一些情形可以引发不稳定因素，特别是1型糖尿病患者，可以导致糖尿病控制失败并且需要住院治疗。

需要胰岛素治疗的患者要进行常规的血糖监测。患者常常进行自我血糖监测，因此清楚他们目前的血糖浓度。在此情形下：

- 如果随机血糖浓度在3.5 ～ 12mmol/L，继续进行需要的牙科治疗是合理的（非糖尿病患者的正常随机血糖浓度是3 ～ 8mmol/L）；
- 如果随机血糖浓度高于12mmol/L，其医生需要调整他们的糖尿病治疗药物；
- 如果随机血糖低于3.5mmol/L或者患者呈现出低血糖的症状或体征，给予葡萄糖并且作为医疗紧急情况治疗患者（关于牙科手术中低血糖的处理，见第175页）；
- 如果进行胰岛素治疗的患者发生口腔感染并且处于非清醒状态，考虑糖尿病酮症酸中毒（DKA）的可能性。

基本上，需要确定患者是否可以安全地在普通牙科就诊还是需要在医院里接受牙科治疗。框14-2显示了稳定糖尿病患者普通牙科治疗的途径。1型糖尿病患者或者复杂的2型糖尿病患者需要在全身麻醉或者静脉镇静状态进行牙科治疗，在术前禁食或者围手术期治疗时需要专业的医疗监护。

框14-2　稳定糖尿病患者普通牙科治疗的方法

初诊

· 确定患者的日常及何种类型的活动会影响患者的糖尿病控制。

· 确定需要的牙科治疗的程度和类型。

· 告诉患者携带他们的血糖监测结果（如果他们自己进行过某种血糖监测）。

治疗预约时间

· 在上午或者午后预约治疗。

· 提醒患者继续保持他们的饮食和药物。

· 避免大量治疗和长时间就诊。

治疗

· 当患者前来治疗时，确定其遵循他们正常的药物治疗方案。如果他们错过了一餐或者既定的零食，重新安排就诊时间，或者让他们去吃东西，在30min后开始治疗。

· 不要给患者葡萄糖或者甜味饮料"以防万一"；这种做法通常无效并且可能破坏患者的糖尿病治疗。

· 如果患者在治疗期间感觉不适，停止治疗。如果可以监测血糖，评估患者的血糖浓度。关于低血糖的急救治疗，见框15-9。

如果患者不适或者非清醒状态，医护人员不要离开。

牙医操作使患者口腔疼痛可能无意中导致患者禁食。应当建议糖尿病患者即使他们的口腔疼痛，也必须保持热量的摄入、日常活动活动和药物治疗。如果患者存在饮食困难，应当告诉他们如何准备软食。"牙科临床中的医疗紧急情况"章节讨论了牙科手术中低血糖的处理（见第175页）。

（2）愈合问题

糖尿病控制不佳的患者，愈合可能延迟并且可能会增加感染的风险。尽管没有详细的研究表明预防使用抗生素有明显益处，对于糖尿病控制不佳的患者做牙槽手术时考虑预防使用抗生素（药物和剂量推荐见"牙槽手术部位感染的预防"，第104页）。

14.3.2 甲状腺疾病

14.3.2.1 甲状腺功能减退症

甲状腺功能减退症是一种常见疾病——特别在55岁以上的女性，其患病率接近2%。通常需要口服甲状腺素治疗。

关于甲状腺功能减退症的更多信息，参阅《治疗指南：内分泌分册》。

14.3.2.2 甲状腺功能亢进症

甲状腺功能亢进症的重要症状包括体重减轻、怕热、手抖、肌肉无力和心悸。如果有相关的心动过速和甲状腺肿可能会非常容易诊断，但是甲状腺功能亢进症的表现通常不典型，特别是在老年人中。治疗包括药物治疗、放射性碘和手术。

关于甲状腺功能亢进症的更多信息，参阅《治疗指南：内分泌分册》。

14.3.2.3 牙科问题

可以通过药物稳定控制的甲状腺疾病患者通常在牙科治疗时不存在困难。

甲状腺疾病控制不稳定（特别是甲状腺功能亢进症控制不稳定）的患者必须等到他们的甲状腺疾病稳定了才可以进行牙科治疗。含有肾上腺素的局部麻醉药通常不禁用于甲状腺疾病控制稳定的患者，但是由于有诱发甲状腺风暴（危象）的风险，它们应当避免用于甲状腺功能亢进症控制不稳定的患者。

14.3.3 肾上腺疾病

肾上腺皮质分泌类固醇激素，髓质分泌儿茶酚胺。当双侧肾上腺都损坏或者切除（原发性肾上腺功能不全），用类固醇激素替代，特别是糖皮质激素，是必要的。不需要用儿茶酚胺替代。切除一侧肾上腺，通常不需要激素替代治疗。

治疗使用糖皮质激素是引起肾上腺抑制的最常见的原因。糖皮质激素用于治疗一些炎性和免疫疾病（如类风湿关节炎、严重的皮肤疾病、严重的哮喘）。治疗使用泼尼松龙或者泼尼松的剂量每天超过10mg，持续使用3周以上，足可以引起肾上腺抑制。

14.3.3.1 牙科问题

确定患者是否服用糖皮质激素非常重要，如果服用，应确定潜在的疾病以及目前的药物治疗方案。同时核实患者是否服用双膦酸盐治疗激素引起的骨质疏松（见"牙科问题：双膦酸盐相关的颌骨坏死"，第149页）。如果患者长期需要糖皮质激素治疗，他们通常患有严重的潜在疾病。在继续牙科治疗之前或者临时改变患者糖皮质激素剂量时应当咨询患者的临床医师。

牙科治疗可能会引起生理应激，特别是拔牙、根面平整术和大范围的修复治疗。如果肾功能不全或者抑制，患者在此应激条件下不能分泌足够的类固醇激素（特别是糖皮质激素），可能会发生艾迪生（肾上腺）危象。这表现为在牙科治疗后6～12h发生的渐进的低血压。患者最初可能感到虚弱，逐渐变成意识不清和衰竭。

如果患者肾上腺功能不全并接受替代治疗，应当在牙科治疗前一天和当天增加替代激素的剂量来模拟在应激条件下糖皮质激素分泌量的正常增加。如果患者服用的类固醇激素足以引起肾上腺抑制，可能需要加倍剂量。如果治疗更加广泛（如全面牙齿清除），或者患者禁食或者呕吐，可能需要三倍或者四倍剂量。

可能有应激性的牙科治疗应当在早晨进行，这样如果发生艾迪生危象，症状会在患者清醒时表现出来。如果在下午开始治疗，疾病可能会在夜间表现出来并在患者睡眠时进展，这可导致死亡。牙科治疗后，患者当天内应当由可负责任的成年人陪同。如果发生症状，必须联系临床医师。

14.3.4 骨和钙疾病（包括骨质疏松症）

骨质疏松症是一种常见的健康问题。其以低骨量和骨组织显微结构（骨质量）破坏为特征，导致骨脆性增加和容易发生骨折。大约50%的女性在她们的一生中可能会发生骨折。低创性骨折可发生于30%的男性，并且1/3的髋骨骨折发生于男性。药物治疗的目标是增强骨骼力量以防止进一步的骨损失和（或）增加骨质量。

骨量减少是指骨质量低于正常，但是没有足够低到可以定义为骨质疏松症。其他的骨和钙疾病包括骨佩吉特病、涉及骨的恶性肿瘤和高钙血症。

双膦酸盐是用于治疗骨和钙疾病的一类药物，然而，它们可能会导致颌骨坏死（见下文）。

关于骨和钙疾病的更多信息，参阅《治疗指南：内分泌分册》。

14.3.4.1 牙科问题：双膦酸盐相关的颌骨坏死

双膦酸盐相关的颌骨坏死（BRONJ）发生在持续使用双膦酸盐治疗8周以上的患者的颌骨暴露区域。通常很痛，并且有时覆盖在坏死骨周围的黏膜广泛破坏形成窦腔。BRONJ最常见的并发症是软组织感染，其可能是广泛的。应排除其他病症，特别是该部位的肿瘤以及有头部和颈部放疗史，其疾病被正确定义为颌骨放射性骨坏死（见"头颈部癌：牙科问题"，第159页）。

BRONJ的起因被认为是由双膦酸盐抑制破骨细胞骨吸收引起的，导致骨代谢降低。BRONJ的严重程度可以分期，从0期伴骨痛但是无骨外露至Ⅲ期伴全层骨骼侵犯、病理性骨折和广泛的软组织感染及瘘管形成。

BRONJ主要继发于拔牙，但是也可能与不贴合的义齿有关。也存在没有明显的骨侵入性手术的BRONJ情况；这些通常发生在外生骨疣，如圆钝的骨嵴或下颌舌骨嵴。

基于药品数据的原始报告描述口服双膦酸盐治疗患者的BRONJ发生率是$1/10000 \sim 1/100000$。在澳大利亚和北美的独立调查显示发生率大约是$1/500 \sim 1/1500$[1,2]。静脉注射双膦酸盐治疗的患者中发生率更高，通常用于治疗恶性肿瘤，继发于拔牙之后患者BRONJ的发生率在$1/10 \sim 1/15$[1]。

狄诺塞麦是一种新的治疗骨质疏松的单克隆抗体，并且与双膦酸盐相似，通过抑制骨吸收发挥作用。已经有关于接受狄诺塞麦治疗的患者发生颌骨坏死的报道，其支持了颌骨坏死是由于抑制正常骨代谢引起的观点。使用狄诺塞麦治疗的患者，其牙科治疗与使用双膦酸盐治疗的患者相同。

（1）使用双膦酸盐治疗的患者的牙科手术

对于任何患者，在开始长期口服或者静脉注射双膦酸盐治疗之前，医生应当告知患者去牙医处就诊并接受全面的口腔检查，包括牙髓活力检查和X线片，来确定他们的牙齿健康并且在可预见的未来不需要拔牙[3]。牙医应去除龋坏（如拔牙、修复），保持健康牙周情况（如洁治或者拔牙），并且当患者口腔情况健康时给临床医师适当的建议。应告知患者使

[1] Mavrokokki A, Cheng A, Stein B, Goss A. The nature and frequency of bisphosphonate associated osteonecrosis of the jaws in Australia. J Oral Maxillofac Surg, 2007, 65(3): 415-423.

[2] Lo JC, O'Ryan FS, Gordon NP, Yang J, Hui RL, Martin D, et al. Prevalence of osteonecrosis of the jaw in patients with oral bisphosphonate exposure. J Oral Maxillofac Surg, 2010, 68(2): 243-253.

[3] 更多信息可见澳大利亚骨质疏松与澳大利亚牙科协会关于双膦酸盐和颌骨坏死的联合声明。可从网站www.ada.org.au获得（搜索"颌骨坏死"）。

用双膦酸盐治疗的潜在利弊，包括患BRONJ的风险。

在开始双膦酸盐治疗前，牙医要定期检查患者的口腔状况（如临床检查、X线片），进行适当的牙科治疗，如果义齿有磨损，保证其组织面贴合。如果有种植体存在，要密切观察其情况，因为可能会发生骨整合的丧失和BRONJ。

在确认患者是否已经在使用双膦酸盐以及评估其患BRONJ的风险之前，不要拔牙以及实施任何骨手术（采集用药史时要问的问题见框14-3）。双膦酸盐的风险程度与其用药强度（含有氮的双膦酸盐比不含氮的药效强）、总剂量以及用药疗程有关。患者潜在的骨情况、年龄以及合并症都是危险因素。双膦酸盐可以整合进骨基质中至少一年，可能会长达十年。临床上停止治疗一年BRONJ的风险就会降低。

环磷酰胺（CTX）是骨吸收的分解产物，而且其血清浓度可以评估骨代谢情况。正常的环磷酰胺血清浓度应该在$400 \sim 500pg/mL$。晨起快速血清CTX浓度可能被用来评估患BRONJ的风险（见表14-1）。

如果CTX浓度大于150pg/mL，骨侵入性操作可以安全实施。如果CTX浓度小于150pg/mL，患者就有患BRONJ的风险，而且需要考虑双膦酸盐暂时停止使用的"药物间歇"问题。在和牙医共同会诊后，由临床医师来决定是否暂停使用双膦酸盐治疗。双膦酸盐停药后，CTX浓度会每个月增长25pg/mL。这个指标当骨侵入性操作能够安全实施，以及"药物间歇"时，可用来评估风险。在实施任何骨侵入性操作之前，CTX测试都应该重复几次来确定CTX浓度。总之，拔牙后至少十天才能重新开始双膦酸盐治疗。

> 停用双膦酸盐治疗需要由临床医师决定。

推荐牙医在采集病史时问以下一些问题：

1. 你曾经接受过任何**骨或者钙紊乱**相关的治疗吗？

可能经过双膦酸盐治疗的情况包括：

- 骨质疏松症；
- 骨佩吉特病；
- 转移到骨的癌症（乳腺癌、前列腺癌、肝癌、肺癌、肾癌）；
- 多发性骨髓瘤。

2. 你曾有**双膦酸盐用药史**吗？

双膦酸盐通常是口服，一天或者一周服用一次。但是它们也常通过静脉注射给药，频率会低一些（如每年一次）。澳大利亚提供的双膦酸盐包括：

- 含氮的双膦酸盐（阿仑膦酸、利塞膦酸、帕米膦酸、唑来膦酸、伊班膦酸）；
- 不含氮的双膦酸盐（氯膦酸、替鲁膦酸）。

如果任意一个答案为"是"，则患者就有患BRONJ的风险。如果没有仔细检查骨紊乱或者钙紊乱病史的相关危险因素，就不能进行拔牙或骨相关手术。还应咨询专科医师意见。

表14-1　晨起快速空腹CTX浓度的说明

快速空腹CTX浓度	双膦酸盐相关的颌骨坏死（BRONJ）风险
<70pg/mL	高风险
70～150pg/mL	中等风险
>150pg/mL	风险较小，可忽略不计

所有涉及骨相关的操作（如种植体植入、正畸牙移动、根尖或牙根手术、牙周翻瓣手术）都需要谨慎考量，并在术前让患者签知情同意书❶。

如果拔牙不可避免，在拔牙后一定要保证创伤最小并且缝合牙槽窝。临床上身体状况较好的患者通常可以耐受一般

---

❶　更多信息可见澳大利亚骨质疏松与澳大利亚牙科协会关于双膦酸盐和颌骨坏死的联合声明。可从网站www.ada.org.au获得（搜索"颌骨坏死"）。

的牙科治疗。临床上严重免疫抑制且需要静脉注射治疗恶性肿瘤的患者需要牙医和肿瘤治疗团队联合诊治。如果患者临床上有一定损伤（尤其是患有糖尿病或者服用糖皮质激素），考虑预防性使用抗生素（药物和剂量推荐见"牙槽手术部位感染的预防"，第104页）。拔牙后应密切观察直到拔牙创愈合。愈合可能会很缓慢。如果骨在8周后依然可见，就已经发生了BRONJ，要紧急咨询专家。不要搔刮牙槽窝。

14.4 神经系统疾病

很多神经系统疾病会影响牙科治疗（如痴呆会影响诊断，并且影响对治疗进程的理解）。但是，本节仅讨论与牙科治疗相关的卒中、癫痫以及三叉神经痛。

神经系统疾病的治疗已在《治疗指南：神经病分册》中讨论。关于痴呆治疗，可参见《治疗指南：精神病分册》。

14.4.1 卒中

在西方国家，卒中是成年人长期致残的主要原因，也是导致死亡的第三大病因。

一级卒中的预防包括控制从未有过脑血管症状人群的危险因素。危险因素主要包括：肌纤维震颤、抽烟、糖尿病、心血管疾病以及高胆固醇血症。缺血性脑卒中的二级预防包括抗血小板治疗。心房颤动患者可能要服用华法林。

更多关于卒中的信息可见《治疗指南：神经病分册》。

14.4.1.1 牙科问题

患有卒中的患者的牙科治疗可能需要根据其医疗状况和预后进行调整。

有手臂运动缺陷的患者可能难以清洁他们的牙齿。大手柄或电动牙刷可以提高口腔卫生清洁的有效性。

患有第7颅（面部）神经无力的患者在受累侧食物残渣易

累积，并且可能有摘戴义齿困难。义齿的设计改良包括加厚的凸缘。种植式修复体可能是有益的，但是患者必须能够负担额外的治疗并且能够有效维持口腔卫生。

牙槽手术不应该停止使用抗凝血药和抗血小板药物［更多信息参见"正在接受牙槽手术（包括拔牙）的患者服用抗凝血药和抗血小板药物的潜在问题"，第134页］。

牙科手术中的卒中处理在"牙科临床中的医疗紧急情况"一章中讨论（见第173页）。

14.4.2　癫痫

癫痫是一组以复发性无症状癫痫发作为特征的慢性神经疾病。癫痫可能是主要问题，或者它可能是另一种脑疾病的继发症状。癫痫发作可以是狭义的或广义的。

药物治疗的目的是通过预防癫痫复发，使药物不良反应最小化来最大化患者的生活质量。不遵守治疗或生活方式建议是治疗失败的常见原因。

关于癫痫的更多信息，参见《治疗指南：神经病分册》。

14.4.2.1　牙科问题

必须评估患者癫痫的稳定性——这包括癫痫发作的频率和触发它们的频率。在每次预约之前，检查患者是否已服用了那天的药物。稳定的癫痫患者在过去48h内没有服用药物则有癫痫发作的风险。

> 在过去48h内没有服药的稳定癫痫患者有发作的风险。

避免可能引起紧张的操作时间延长，因为它们可能触发癫痫发作。考虑使用开口器，如果患者在治疗期间全身性发作，操作者可以抽出手指和器械。

一些患者会发生继发于抗癫痫药的牙龈增生。这种后果可以通过良好的口腔卫生来最小化。广泛增生需要专科医师治疗。

牙科手术中癫痫发作的处理在"牙科临床中的医疗紧急情况"一章中讨论（见第174页）。

14.4.3 三叉神经痛

三叉神经痛的特征是在脸的一侧上的突然、短暂和非常严重的疼痛发作，在第5颅神经（三叉神经）的一个或多个分支的分布中。由于疼痛非常短暂，有时被描述为刺伤，或比作电击样。疼痛区域没有感觉缺失。可能由轻微的感觉刺激（例如，触摸脸部，冷空气吹在脸上，或诸如说话、咀嚼或刷牙的活动）触发疼痛。有时可以在牙龈上发现特定的触发点。疼痛通常不会使患者从睡眠中唤醒；睡眠确实是一个缓解期。电击样疼痛消退后可能还会有残余疼痛。疼痛可能缓和数周或数月，但随后复发。

如果疼痛在最高强度下持续超过几分钟，或者如果疼痛主要在前额而不是脸颊或下颌，则应考虑其他诊断（如阵发性偏头痛、丛集性头痛或非典型性面部疼痛）。三叉神经痛应当与带状疱疹后神经痛（其有带状疱疹的发作史）鉴别诊断。年轻人（40岁以下）的三叉神经痛可能是由于多发性硬化。

三叉神经痛主要由使用卡马西平的药物治疗来控制。在复杂情况下，其他药物（单独或与卡马西平组合）或神经外科手术可能更合适。可能有效的其他药物有巴氯芬、氯硝西泮、加巴喷丁、拉莫三嗪、奥卡西平、苯妥英和丙戊酸钠。

有关三叉神经痛的更多信息，参见《治疗指南：神经病分册》。

14.4.3.1 牙科问题

许多三叉神经痛患者认为他们有牙痛。牙痛，特别是牙髓炎，非常类似于三叉神经痛，因此需要仔细评估牙齿状况。如果口腔检查和测试（如牙髓测试和X线片）的结果与患者的症状不一致，则不要开始侵入性操作或不可逆性手术。如果初始牙科治疗不能减轻疼痛，在进行进一步的牙科治疗之前考虑三叉神经痛的可能性。

有助于诊断的问题包括：疼痛与牙齿的状况是否一致？它能被软组织接触激发吗？它干扰睡眠吗？诊断性神经阻滞的作用如何？

神经阻滞与长效局部麻醉药（如布比卡因与肾上腺素）不仅提供诊断信息，还能提供临时帮助，以便患者可以正常饮食，也可减少疼痛长达14天。对卡马西平的反应不是三叉神经痛的诊断，因为卡马西平也能缓解牙痛。如果无法准确诊断，在开始牙科治疗之前需要转诊至专家处。

在具有不稳定三叉神经痛的患者中，即使在口腔中的其他部位进行治疗，牙科治疗也依然可能加重疼痛。如果发生这种情况，其反而可能有助于在局部区域麻醉下治疗三叉神经痛，也会降低疼痛程度的加重。

如果由局部麻醉药注射或拔牙引起的三叉神经损伤的患者，有疼痛的感觉神经变化，则可以通过诸如卡马西平等药物来帮助患者。如果这种损伤并非暂时性，建议专家会诊。

14.5 病毒性疾病

14.5.1 病毒性肝炎

有五种已知的肝炎病毒——甲型肝炎病毒、乙型肝炎病毒、丙型肝炎病毒、丁型肝炎病毒和戊型肝炎病毒。与牙科临床最相关的是乙型肝炎病毒和丙型肝炎病毒，两者都是血源性病毒。大多数患有乙型肝炎或丙型肝炎的澳大利亚人形成慢性感染，需要长期的治疗和支持。乙型肝炎可以用药物治疗控制，而丙型肝炎可以治愈。关于病毒性肝炎的更多信息，参见《治疗指南：胃肠病分册》和澳大利亚胃肠病学会的指南（www.gesa.org.au）。

14.5.1.1　牙科问题

任何患者的血液和体液必须被视为具有潜在的传染性，随时进行标准的感染控制/预防措施。有两个主要原则防止传播：

牙科治疗团队的所有成员都应接种乙型肝炎疫苗。

所有患者必须遵守标准预防措施，因为患者没有法律义务报告其血源性病毒状态，且目前的状况可能尚未知晓。

锐器损伤，包括针刺伤害，是血源性病毒传播的罕见原因。没有证据表明"双重手套"增加了对锐利伤害的额外保护。这种做法会使患者感到屈辱而不报告期完整病史。个别医院和卫生所有自己的感染控制方案来处理锐器刺伤。这些方案的原则在《治疗指南：抗生素分册》中有讨论。

丙型肝炎患者龋齿和牙周病的发病率较高。尤其是牙周健康明显更差，唾液流量减少；然而，这是否是一种直接的病毒效应或是由于其他原因需要进一步研究。丙型肝炎患者的牙科治疗应该强调预防性护理——计划良好的预防性护理和治疗是最恰当的，因为对广泛的牙科重建的反应可能很差。

如果患者患有晚期丙型肝炎（大约7%的丙型肝炎患者超过20年）或正在服用抗病毒药物，可考虑对高危牙科手术［拔牙、牙周手术包括手术和根面平整术、脱位牙再植、其他外科手术（如种植体植入、根尖切除术）］进行抗生素预防。对于抗生素预防方案，参见"牙槽手术部位感染的预防"（第104页）。

一般来说，在患有病毒性肝炎的患者中应避免镇静药和NSAIDs，因为它们可能是肝毒性的。对乙酰氨基酚可谨慎使用。患者还可能存在过量饮酒或静脉内药物使用的问题，这可能影响对牙科治疗的依从性。

14.5.2 人类免疫缺陷病毒感染

所有有症状的人类免疫缺陷病毒（HIV）感染的患者需要抗逆转录病毒治疗。在无症状HIV感染患者中是否需要抗逆转录病毒治疗取决于患者的CD4细胞计数、病毒含量和并发症。抗逆转录病毒药物可以显著延缓疾病进展。

有几组抗逆转录病毒药物——核苷/核苷酸逆转录酶抑制剂（如恩曲他滨）、非核苷逆转录酶抑制剂（如奈韦拉平）、蛋白酶抑制剂（如阿扎那韦）、HIV进入抑制剂（如恩夫韦地）和整合酶抑制剂（如拉替拉韦）。所有药物都具有显著的药物相互作用和潜在的不良反应，但它们的优点包括延长寿命和改善生活质量。

有关HIV感染的更多信息，请参阅《治疗指南：抗生素分册》和澳大利亚HIV药物学会网站（www.ashm.org.au）。

14.5.2.1 牙科问题

在使用抗逆转录病毒药物的患者开始任何新药物之前，强烈建议咨询HIV专家。抗逆转录病毒药物可以与许多普通处方的药物（如红霉素、可待因、伊曲康唑、地西泮）相互作用，因此患者需要密切监测，并且可能需要改变药物剂量或给药时间。

抗逆转录病毒药物可能出现异常和罕见的不良反应（如口周感觉异常）。

HIV感染的患者，特别是吸烟者，口腔疾病风险增加，如牙周病、口腔毛状白斑和口腔鳞状细胞癌。因此，需要进行彻底的牙科检查、治疗和监测。

关于锐器损伤的讨论参见"病毒性肝炎：牙科问题"（第157页）。

14.6 头颈部癌

头颈部癌的发病率和死亡率高。治疗主要通过手术和

（或）放射治疗，有时使用化疗。

患有头颈部癌的患者由于疾病及其治疗的影响，可能会更加虚弱。放射治疗的效果局限于治疗区域，而化疗影响全身。

14.6.1　牙科问题

牙医有责任对口腔癌初步鉴别和诊断。专科牙医是头颈部癌团队的重要组成部分。

需要头部和颈部放射治疗的患者应由经验丰富的癌症管理牙医会诊，以确保他们牙齿健康，保证其免受口腔疼痛、黏膜炎和放射引起的唾液流量减少的痛苦。如果患者不能保持其牙列完整，则最好拔牙。放射治疗可以在拔牙完成后7～10天开始进行。

头颈部放射治疗后拔除下颌牙齿可引起放射性骨坏死，造成全身疼痛和虚弱。拔除上颌牙通常不复杂。如果可能，牙科治疗（如修复、根管治疗和氟化物应用）应该保守。如果需要拔除下颌牙齿，可以通过使用预防性高压氧使骨质坏死的风险最小化。单独的抗生素预防（无高压氧）可能不足以预防骨坏死。在进行头颈部放射治疗的患者进行任何拔牙之前，建议咨询专家建议。

> 如果没有专家建议，不要给曾有放疗病史的患者拔牙。

治疗骨坏死很困难，需要专科医师会诊。治疗通常涉及高压氧与手术切除坏死联合治疗。

在进行头颈部癌治疗的患者中必须考虑和排除癌症复发或新的原发性癌症的可能性。

> 对于曾接受过头颈部癌治疗的患者，应考虑其癌症复发或者新发的可能性。

14.7 化疗

细胞毒性药物的化疗广泛用于恶性肿瘤患者的治疗。有多种药物用作单一疗法或联合用药（有时使用糖皮质激素）。有关姑息治疗中化疗使用的信息，请参阅《治疗指南：姑息治疗分册》。

化疗可引起整个胃肠道的黏膜炎。这通常是治疗的剂量限制因素。

14.7.1 牙科问题

在开始化疗之前，患者应该保持牙齿健康，特别是如果药物方案将导致严重的黏膜炎和唾液流量减少。在患者开始化疗前，告知患者发生黏膜炎（及其性质和可能的持续时间）的概率。口腔黏膜炎的治疗，见第84页。

调整牙科治疗方案以适应患者的需要和情况。牙齿治疗应在化疗的间隙进行。在接受化疗的患者中拔牙窝通常愈合良好；然而，在服用双膦酸盐的患者中需要小心——仍需寻求专家建议（见"牙科问题：双膦酸盐相关的颌骨坏死"，第149页）。

14.8 慢性肌肉骨骼疾病

风湿病包括关节病、肌病、系统性血管炎综合征以及肌肉骨骼和结缔组织疾病。这些病症中的许多是慢性和进行性的，并且具有退行性、炎症性或自身免疫性基础。

慢性疼痛问题包括慢性背部或颈部疼痛、骨关节炎、类风湿关节炎、纤维肌痛和复杂的局部疼痛综合征。

慢性肌肉骨骼疾病的管理是复杂的，包括对生活方式因素、饮食和体重控制、戒烟和身体活动的建议。药理学管理可以包括使用镇痛药（如对乙酰氨基酚、NSAIDs、阿片类物质）、糖皮质激素、缓解病情抗风湿药、免疫抑制药、特定条件的特定药物（如别嘌醇治疗痛风）和补充药物。

有关慢性肌肉骨骼疾病的更多信息，请参阅《治疗指南：风湿病学分册》。

14.8.1 牙科问题

具有肌肉骨骼问题的牙科患者可能发现过度的牙科治疗不适合他们，并且可能加剧全身状况。调整治疗以尽量减少在牙科椅上花费的时间，并考虑更换牙椅配置和使用填充枕头以支持颈部、臀部或膝盖。

一些患者有人工关节。人工关节部位可能通过造血途径发生感染，但风险较小。不推荐在牙科手术之前进行抗生素预防治疗（参见"人工关节感染的预防"，第103页）。

一些患者可能服用大剂量的糖皮质激素。在"肾上腺疾病：牙科问题"（见第148页）中讨论了在服用糖皮质激素的患者中牙科治疗的问题。

一些患者可能服用大剂量镇痛药，包括阿片类药物（处方或自发使用，或辅助药物或非法药物的组合）。这些中的一些可能导致口干和因此广泛的牙齿龋坏和牙周病，特别是如果它们与三环类抗抑郁药一起服用。对于口干的治疗，见第86页。

14.9 心理和精神疾病

大约15%的人有严重的心理障碍，并且大约2%的人有严重的精神障碍。如果不管理，他们可以有严重的个人和社会后果。药理治疗常用于治疗心理和精神疾病。对于精神病及其管理，参见《治疗指南：精神病分册》。

表14-2列出了在精神障碍中常用的药物类别，以及每类药物的一些实例。

14.9.1 牙科问题

常用于牙科的药物很少与精神药物有显著的相互作用。

含有肾上腺素的局部麻醉药不与三环类抗抑郁药（TCAs）或选择性5-羟色胺再摄取抑制药（SSRIs）禁忌，但在服用单胺氧化酶抑制药（MAOIs）的患者中应避免使用。

表14-2　通常用于精神障碍的药物

药物类型	药物分类	举例
抗抑郁药	选择性5-羟色胺再摄取抑制药（SSRIs）	西酞普兰、依他普仑、氟西汀、氟伏沙明、帕罗西汀、舍曲林
	三环类抗抑郁药（TCAs）	阿米替林、度硫平、多塞平
	单胺氧化酶抑制药（MAOIs）	吗氯贝胺、苯乙肼
	5-羟色胺和去甲肾上腺素再摄取抑制药（SNRIs）	文拉法辛药、度洛西汀
	其他	米氮平、瑞波西汀
情绪稳定剂（用于双相情感障碍）		卡马西平、拉莫三嗪、锂剂、丙戊酸钠
抗精神病药	第一代抗精神病药	氯丙嗪、氟哌利多、氟哌噻吨、氟奋乃静、氟哌啶醇、哌氰嗪、三氟拉嗪、珠氯噻醇
	第二代抗精神病药	氨磺必利、阿立哌唑、氯氮平、奥氮平、喹硫平、利培酮
精神兴奋剂		右苯丙胺、哌甲酯、莫达非尼
抗焦虑药和催眠药	苯二氮䓬类	地西泮、替马西泮
	其他	唑吡坦、佐匹克隆
用于药物使用障碍的药物		丁丙诺啡、美沙酮、纳曲酮
用于痴呆的药物	胆碱酯酶抑制剂	多奈哌齐、加兰他敏、卡巴拉汀
	其他	美金刚

牙医及其工作人员应该了解患者的心理状况，因为这可能会影响牙科治疗计划和结果。心理状态应该通过全面的病史来确定。患者的药物列表可能有助于确定其潜在的心理健康状况。

例如：

正在服用锂剂的患者有严重的潜在精神疾病。了解这点可以帮助制订适当的牙科治疗计划。

患有躯体变形障碍（特征在于具有想象的物理外观上轻微缺陷）的患者起初可能看起来适合牙齿美学治疗。然而，无论他们的牙齿和颌骨的外观怎样改善，他们永远不会满意。

明显薄且牙釉质表面明显酸蚀的患者可能有进食障碍（更多信息参见《治疗指南：精神病分册》）。

焦虑或恐惧状态的患者可能难以治疗。许多人不会定期在牙医处就诊，只有在出现疼痛紧急情况时才寻求治疗。常规镇静药可能无效，因为这些患者可能已经形成对它们的耐受性。可能需要全身麻醉或专科转诊。

药物依赖和寻求药物的患者可能会出现在牙科诊所。对任何需要镇痛药并对其掌握很全面，以及对阿片类物质有特定偏好的患者保持警惕和怀疑。不要在没有明显疾病的情况下开始治疗。最多提供少量镇痛药，并建议患者咨询其医生。

> 药物依赖和寻求药物的患者在一般的牙科临床中很常见。

延伸阅读

eTG complete [CD-ROM or online]. Melbourne: Therapeutic Guidelines Limited [regularly updated].

Little JW, Falace DA, Miller CS, Rhodus NL. Dental management of the medically compromised patient. 7th ed. St Louis: Mosby, 2008.

第15章
牙科临床中的医疗紧急情况

在牙科诊所中避免医疗紧急情况的最佳方法是仔细评估患者，这包括获得详细的医疗史和用药史。

偶尔会有不可避免的紧急情况发生。牙医及其工作人员必须接受培训，并制订应急管理计划。快速诊断和初步治疗可以改善预后。失败的复苏尝试总是比没有尝试复苏要好很多。

> 失败的复苏尝试总是比没有尝试复苏要好很多。

医疗紧急情况包括自发性解决的临时问题（如晕厥），需要将患者转移到医疗机构的严重紧急情况（如严重哮喘发作），需要立即现场复苏的生命性紧急情况（如心脏停搏）。所有药物都有可能导致不良结果，其中一些可能是危及生命的（如过敏反应）。

本章中的信息和指南不能代替正式培训和定期更新。有价值的信息来源包括：

治疗指南系列包含有关医疗和药物相关问题的信息。

澳大利亚复苏委员会有关于复苏的政策声明和建议。图15-1是一个基本生命支持流程图，可以从澳大利亚复苏委员会网站（www.resus.org.au/public/arc_basic_life_support.pdf）下载。

治疗指南系列和澳大利亚复苏委员会的信息是以下信息的基础。

15.1 心血管紧急情况

15.1.1 晕厥

晕厥是一种自限性的瞬间意识丧失，通常导致失去姿势紧张性和跌倒。发作几乎都很迅速，会快速自发完全恢复。晕厥的潜在机制是暂时的全脑灌注不足。晕厥前兆是指患者感觉好像快要晕倒；感到头晕，可能恶心和焦虑，并且可能看起来苍白。晕厥前兆的症状往往会与真实晕厥的先兆症状重叠。

晕厥发作很常见。患病率随着年龄的增长而增加，并且在老年人中致残率很高。

晕厥的重要原因包括神经介导的综合征［包括阵发性直立性心动过速综合征（血管迷走性/血管抑制性晕厥、颈动脉窦晕厥）］、体液减少和心律失常。血管迷走性晕厥是最常见的晕厥，通常是在牙科手术之前、期间或之后对焦虑和恐惧的反应。

对于晕厥患者的处理，见框15-1。

框15-1　晕厥的处理

如果患者晕厥：

· 停止牙科治疗。

· 如果患者在牙科椅上，将椅子放至水平位置（患者不应该被置于"头低于心脏"的位置）。如果患者不在牙科椅上，请让患者平躺。

· 轻轻抬起患者的腿。

· 通过与患者交谈来评估意识。

如果患者无意识：

· 停止牙科治疗。

· 如果患者在牙科椅上，将椅子放至水平位置（患者不应该被置于"头低于心脏"的位置）。

· 测量患者的血压和脉率。

· 让患者转向一侧（如果患者怀孕，应该转向左侧）。

· 通过在其前额上冷敷来刺激患者醒来，并使患者冷却。

如果患者有血管迷走性晕厥，应迅速恢复其意识。允许患者在监护下缓慢恢复；不要过早地撤去护理，特别是如果他们马上要驾驶。对患者进行医学评估，特别是如果患者是老年人、恢复缓慢，或者患者在没有明显触发的条件下有重复晕厥事件。

如果患者没有恢复意识，考虑其他原因的晕厥或衰竭并：

· 拨打000。

· 提供基本生命支持（"基本生命支持流程图"见图15-1）。

· 维持治疗，直到患者恢复意识或救援人员到达。

15.1.2 冠心病

冠心病可引起继发于冠状动脉阻塞的心肌缺血。并非所有患有心肌缺血的患者都会有典型的后胸心脏胸痛，会辐射到颈部、下颌或手臂。一些患者经历非典型性疼痛、呼吸短促或轻度头痛。其他人，特别是老年患者或糖尿病患者，可能没有症状。

慢性症状患者可被分类为稳定型心绞痛。与稳定型心绞痛相关的疼痛与步行和其他涉及锻炼或压力的活动具有可预测的关系。疼痛通常是短暂的（持续少于10min），并能迅速缓解。患者如果出现新的症状或症状增加，则被认为有急性冠脉综合征，属于医疗紧急情况。

牙科手术中的患者可发生心绞痛或急性冠脉综合征。迅速诊断并立即给患者提供恰当的护理对于良好的预后是很必要的。指导有心绞痛史的患者在牙科治疗时带上他们的药物（如硝酸甘油喷雾剂或片剂）。

对于心绞痛或急性冠脉综合征患者的处理，见框15-2。

15.1.3 心脏停搏

心脏停搏通常是由于室性心动过速、心室颤动、心搏停止或电机械分离。患者突然失去意识，没有脉搏和呼吸。

对于心脏停搏患者的处理，参见框15-3。

框15-2 心绞痛或急性冠脉综合征的处理

确保任何有心绞痛史的患者在接受牙科治疗时，携带药物（如硝酸甘油喷雾剂或片剂）。

如果胸痛发生在有心绞痛史的患者：

• 停止牙科治疗。

• 测量患者的血压和脉率，并通过与患者交谈来评估意识。

• 要缩短发作，使用[①]：

硝酸甘油喷雾剂，舌下400µg，如果疼痛持续，每5min重复，直至最大剂量1200µg；

或硝酸甘油片剂，舌下600μg，如果疼痛持续，每5min重复，最大剂量1800μg。

要求患者坐下或躺下，特别是当首次使用硝酸甘油时，因为可能会发生低血压。

如果患者恢复，先不要进行牙科治疗。即使患者看起来很好，也应先对该患者进行医学评估。

如果已经服用双倍剂量且疼痛持续超过10min，新发严重胸部疼痛时，应给予三倍剂量和治疗（见下文）。

如果是新发的胸痛或胸痛严重：

· 拨打000。

· 给氧。

· 给药（如果尚未服用阿司匹林）：

阿司匹林300mg，在吞咽前咀嚼或溶解。

· 监测并保证患者的生命体征，直到救援人员到达。

· 如果患者失去意识，提供基本生命支持——心肺复苏（CPR）（"基本生命支持流程图"见图15-1）。使用自动体外除颤器（如果有）。

---

① 硝酸盐不应用于使用他达拉非的3～5天内，或在西地那非或伐地那非的24h内，因为这些药物大大增强硝酸盐的降血压作用。

框15-3　心脏停搏的处理

· 停止牙科治疗。

· 拨打000。

· 提供基础生命支持——心肺复苏（CPR）（"基本生命支持流程图"见图15-1）。使用自动体外除颤器（如果有）。

· 维持治疗，直到患者恢复意识或救援人员到达。

15.2　呼吸系统紧急情况

15.2.1　通气过度综合征

通气过度综合征可能在患者过度通气（过度呼吸）时发生。这很常见，并且经常发生在焦虑或急性恐慌发作的患者中。通气过度综合征的体征和症状，见表15-1。通气过度综

合征的症状通常与晕厥混淆；患者也可能处于急性哮喘发作或心肌梗死的早期阶段。w

表 15-1　通气过度综合征的体征和症状

症状	体征
·头晕目眩/眩晕 ·呼吸急促 ·恐慌和濒死感 ·视物模糊 ·手指、脚趾和嘴唇刺痛 ·超脱感	·快速呼吸 ·偶尔深叹息呼吸 ·脉搏快 ·意识改变 ·手足痉挛

观察患者情况是预防通气过度综合征的最好方法，特别是在给予局部麻醉药后，因为通气过度综合征通常在那时发生。如果患者快速而浅地呼吸，鼓励他们减慢呼吸，用鼻子吸气，用嘴呼气。坚定地安慰他们，给他们解释出现该症状的原因，让他们与你谈话。

对于通气过度综合征患者的处理，见框15-4。

框15-4　通气过度综合征的处理

·停止牙科治疗。

·鼓励患者减缓呼吸。

·要求患者重新呼吸他们呼出的气体，方法是将双手聚拢，但不要堵塞口鼻。

·不要给氧（因为这会延长症状）。

如果患者不能迅速恢复，请复查诊断。鉴别诊断包括急性哮喘（见下文）、心力衰竭和过敏反应（见第179页）。

如果急性症状持续超过 5 ～ 10min，或者是严重的手足痉挛（特别是如果痉挛扩散至腿部的话）：

·拨打000。

15.2.2　急性哮喘

急性哮喘发作可能是致命的。指导哮喘患者携带他们使用的支气管扩张药吸入器药物，以减轻牙科治疗时的发作。

如果急性哮喘发作，应进行快速身体检查以评估发作的严重程度（见表15-2）。喘息是哮喘发作的严重程度的不可靠的指标，并且在严重的发作中可能不表现。发绀是危及生命的哮喘的指征，患者需要立即住院治疗。

> 严重哮喘患者可能没有喘息。发绀表示是危及生命的哮喘。

对于急性哮喘发作患者的处理，见框15-5。

表15-2 成人和儿童急性哮喘发作严重程度的初步评估

临床表现	轻度	中度	严重并危及生命[①]
身体疲惫/意识改变的状态	否	否	是
意识改变（儿童）	否	否	是
辅助肌肉使用增加（儿童）	否	有时	显著
言语表述	可成连续成句	可说短语	只能说单个词
心率[②]	<100次/分	成人：100～120次/分 儿童：100～200次/分	成人：>120次/分 儿童：>200次/分
需要住院	否	可能需要，特别是如果初始治疗反应差	需要，高依赖性病房或重症监护病房

① 这些特征中的任何一个指征出现就表明该发作很严重。没有任何特征也无法排除严重发作的可能性。

② 当呼吸骤停即将发生时，可以看到心动过缓（脉率很低）。

资料来源：National Asthma Council Australia. Asthma management handbook 2006. Melbourne: National Asthma Council Australia Ltd, 2006.（p.39 and p.44）

框15-5　急性哮喘发作的处理

确保任何哮喘患者携带着支气管扩张药吸入器药物，以便在进行牙科治疗时缓解发作。许多哮喘患者有行动计划，或至少很好地了解如何治疗他们的哮喘，应该鼓励这种行为。

急性哮喘发作的初始治疗由发作的严重程度（见表15-2）以及患者的背景哮喘模式和严重程度决定。在以上任何情况下，都应停止牙科治疗。让患者舒服地坐下，平静和安心。

如果哮喘的发作是轻微的：

· 4只短效支气管扩张药（如沙丁胺醇）通过间隔器给药——每次1次抽吸，并且在每次抽吸后要求患者进行4次呼吸进出间隔器。

· 如果没有间隔器，请单独给4次吸入器——每次1次，要求患者保持呼吸4s，或者每次吸气后感到有所缓解，就可缓慢呼吸，脱离吸入器。

· 等待4min。

· 如果没有改善，使用上述技术再次给4次。

评估患者的状态。如果几乎没有改善或没有改善，治疗同中度或严重发作（见下文）。如果患者迅速恢复：

· 暂时维持牙齿状态。

· 再次预约完成牙科治疗（如果需要）。

· 当患者可轻松自主呼吸时，可不再护理。

· 建议患者严格按规定服用哮喘药物，并进行紧急医疗检查。

如果哮喘的发作是中度或严重的：

· 拨打000。

· 通过面罩以6L/min的流量给氧。

· 4只短效支气管扩张药（如沙丁胺醇）通过间隔器给药——每次1次抽吸，并且在每次抽吸后要求患者进行4次呼吸进出间隔器。[①]

· 如果没有间隔器，请单独给4次吸入器——每次吸1次，要求患者保持呼吸4s，或者每次吸气后感到有所缓解，就可缓慢呼吸，脱离吸入器。[①]

· 等待4min。

· 继续使用上述技术，每4min吹4次，直到救援人员到达。

· 监护患者，直到救援人员到达。

---

① 如果发作严重，考虑给予沙丁胺醇5mg氧气驱动喷雾器，而不是使用吸入器。如果对初始剂量没有反应，请立即重复，然后每15～30min一次，直到救援人员到达。

15.2.3 吸入或吞入物体

在牙科治疗期间经常存在吸入或吞入物体的风险。吸入或吞入的物体可能给患者带来重大风险。作为紧急医疗情况，必须去除肺中的异物（吸入物）。吞入的物体有可能平稳通过胃肠道，偶尔也需要移除。如异物滞留在肺或胃肠道中，可能构成医疗事故。

15.2.3.1 预防

必须采取以下所有步骤，以尽量减少吸入或吞入异物的风险：

如果可行，在吸入或吞入风险高的操作中使用橡皮障。

如果操作中没法使用橡皮障，应采取的预防措施包括：

—确保仔细和从容的治疗；

—让患者斜躺而非仰卧位；

—有可用于从口咽部取出物体的器械和设备；

—将牙线绑在任何可以掉落的物体上（如果合适）；

—在舌后部放置纱布以接住可能掉落的小物品（如冠）；

—转动患者的头部，使掉落的物体能落到嘴的侧面；

—使用强吸。

15.2.3.2 气道阻塞

吸入异物后，区分部分和完全气道阻塞是很重要的。如果患者呼吸、说话、哭泣或咳嗽时发生空气的流动，说明是部分阻塞。部分和完全气道阻塞的迹象见表15-3。

对于吸入或吞入物体患者的处理，见框15-6。

表15-3 气道阻塞的体征

部分气道阻塞的体征	完全气道阻塞的体征
• 喘息 • 喘鸣（嘈杂的吸气）	• 无法呼吸、说话、哭泣或咳嗽 • 激动，抓住喉咙

部分气道阻塞的体征	完全气道阻塞的体征
• 呼吸困难 • 咳嗽痉挛 • 发绀（说明严重缺氧）	• 发绀 • 颈静脉凸出 • 快速进展为呼吸衰竭 （随后是心力衰竭） • 意识丧失

框15-6 吸入或吞入物体的处理[①]

发生疑似误吸入咽后：

• 停止牙科治疗。

• 检查物体是否在患者口中或衣服中，如果在，请将其取出。

• 如果找不到物体，请将患者置于直立位。

• 检查患者的生命体征。

• 不要让患者喝酒。

• 安排拍胸部X线片（吞入的物体会停留在上消化道一段时间，所以要在1h内做胸片，X线会显示已被吸入或吞咽的任何不透明物体；如果时间间隔更长，吞入的物体可能已经通过胃肠道上段）。

• 肺中的所有物体应通过支气管镜或胸廓切开术去除。

• 吞入尖锐物体（如针头、钻头或牙髓锉）的患者，如果出现腹痛，需要紧急医疗转诊。无症状的患者7天后可以考虑腹部放射摄片以确认物体是否已经排出。如果未排出，患者可能需要医疗转诊，考虑通过胃镜检查术、结肠镜检查术或剖腹手术取出异物。

如果存在部分气道阻塞（见表15-3）：

• 拨打000。

• 安慰患者，鼓励他们放松，深呼吸，并尝试通过咳嗽排出物体。检查咳出物和痰中是否有物体。

• 如果患者无法咳出异物，使用掌根部在肩胛骨之间拍打5次（确认每次拍打的有效性）。

如果存在完全气道阻塞（见表15-3）：

• 拨打000。

• 将患者转向一侧。

• 尝试通过手动移除阻塞物来清除和打开气道。

检查呼吸迹象。如果没有呼吸的体征：

• 用掌根部在肩胛骨之间拍打5次（确认每次拍打的有效性）。

检查呼吸迹象。如果没有呼吸的体征：

• 推胸部5次（确认每次按压的有效性）（推胸部与心脏按压相同，但应更用力和更剧烈）。

如果完全气道阻塞仍存在：

• 有行环甲膜切开术的指征：

—将患者头部背向一侧；

—触摸甲状腺韧带；

—经皮肤切开韧带；

—保持气道通畅，直到救援人员到达。

注意：海姆利希手法是一种应用腹部推力排出气道异物的技术，澳大利亚复苏委员会不推荐这样做，这是因为它可能会损害内脏（特别是肝脏、脾脏和胃），可能引起胃内容物的反流，对孕妇很危险。

① 用于处理窒息的流程图可以从澳大利亚复苏委员会网站下载（www.resus.org.au/public/arc_choking.pdf）。

15.3 神经系统紧急情况

15.3.1 卒中

卒中和短暂性脑缺血发作（TIA）的体征可以是以下的急性发作的任何一种或组合：

• 身体一侧或两侧的面部、手臂或腿部的虚弱、麻木或瘫痪；

• 说话或理解困难；

• 头晕、失去平衡或无原因的跌倒；

• 一只或两只眼睛的视力丧失，或视物突然模糊或视力下降；

• 头痛，通常严重和突然发作，或头痛方式无原因地变化；

• 吞咽困难。

F.A.S.T.测试是识别卒中最常见征兆的简单方法。F.A.S.T.测试代表：

面部（Face）——检查他们的脸。他们的嘴角是否下垂？

臂（Arms）——他们能举起双臂吗？

言语（Speech）——他们的言语模糊？他们理解你的话吗？

时间（Iime）——至关重要。如果你看到任何这些迹象，立即呼叫000。

对于急性卒中患者的处理，见框15-7。

框15-7　急性卒中的处理

· 停止牙科治疗。

· 拨打000。

· 给氧。

· 保持气道通畅。

· 监测患者的生命体征，直到救援人员到达。

很难确定卒中是出血性还是缺血性；因此，不应给予阿司匹林。

15.3.2　癫痫

癫痫患者在牙科治疗期间或在牙科诊室可能发作癫痫。不是所有符合癫痫症状的都是癫痫；患者晕厥（见第164页）、低血糖（见第175页）、卒中（见第173页）和其他原因的脑缺氧也可以表现为癫痫发作。幼儿发热可有癫痫发作。

癫痫发作可以是大发作或小发作。可能有先兆症状（预兆）。癫痫发作可能包括肌肉的突然痉挛（僵直，使得患者跌倒）；头部、手臂和腿的动作不稳定；或意识丧失（其可能与呼吸噪声、唾液分泌和尿失禁有关）。

在癫痫持续状态中，在发作之间没有恢复意识的情况下会发生复发性癫痫。这是一个医疗紧急情况，应该迅速将患者送到医院。

对于癫痫患者的处理，见框15-8。

在已经发作患者的治疗中首要的是确保患者在牙科椅上没有危险。

如果发作：

- 停止牙科治疗。
- 保护患者不要从椅子上摔落，不要被周围的设备上所伤，或将其从地板上扶起来。
- 避免在发作期间束缚患者，除非必须避免伤害。
- 等待明显的症状消失。
- 通过与患者交谈来评估意识。
- 保持气道通畅。
- 如果有呕吐物，请用强吸将呕吐物从口腔和咽部去除。

如果患者完全恢复，保持观察至少另外30min。不要让他们自己开车回家，并建议他们寻求紧急医疗检查。

如果发作或意识丧失持续超过几分钟，或如果在复发性癫痫发作之间还没恢复意识：

- 拨打000。
- 保持气道通畅。
- 监护患者，直到救援人员到达。

15.4 内分泌紧急情况

内分泌问题可引起广泛的医疗紧急情况。通常，在牙科诊所中，内分泌紧急情况仅发生在有已知内分泌紊乱病史的患者中。

15.4.1 低血糖

在使用胰岛素或促胰岛素分泌素的糖尿病患者中，当其血糖浓度低于3.5mmol/L或低到足以引起症状和体征时，即发生了低血糖（见表15-4）。

低血糖可以在白天或晚上的任何时间发生。增加低血糖风险的因素包括不适当的高剂量的胰岛素或促胰岛素分泌素、忘记或延迟进餐、碳水化合物不足（特别是如果患者服用速效胰岛素或促胰岛素分泌素）、过量酒精摄入和不习惯或计划外的运动（包括运动的延迟效应）。

表15-4　低血糖的症状

肾上腺素症状 （由交感神经系统介导）	神经性低血糖症状 （由于脑功能改变）
· 皮肤苍白 · 出汗 · 摇晃 · 心悸 · 焦虑感	· 饥饿 · 智力下降 · 混乱和行为不当 · 昏迷 · 癫痫发作

如果可能，通过血糖测量来确定低血糖。如果没有血糖监测仪，立即开始治疗低血糖。对于低血糖患者的处理，见框15-9。

框15-9　低血糖的处理

如果患者有意识且配合：

· 停止牙科治疗。

· 给成人20～25g葡萄糖，如果没有，使用速效葡萄糖食品或饮料（如果汁、柠檬水、果冻豆、蜂蜜）。这之后必须给患者提供降低血糖负荷的碳水化合物膳食（如三明治、干果）。

密切观察患者，直到他们意识恢复。不要让他们开车回家，强烈建议他们复查。

如果患者昏迷、不合作或无意识：

· 停止牙科治疗。

· 拨打000。

· 如果患者无意识，提供基本生命支持（"基本生命支持流程图"见图15-1）。

15.5　过敏

过敏可能发生在药物、食物、昆虫叮咬或环境组分（如花粉）。患者常有多种过敏。影响牙科治疗最常见的是对抗微生物药物（见第19页）、局部麻醉药（见第111页）和乳胶

（见下文）过敏。在开始牙科治疗之前，应检查过敏史。

尽管食物过敏相对较少，但是相当多的人对食物［包括鱼、坚果、鸡蛋和乳制品（儿童）］和保存食物的物质（如防腐剂）过敏。这样的个体可能于途中接触过敏原后在牙科手术中发生过敏。

指导已知过敏的患者在接受牙科治疗时带上药物。

15.5.1 乳胶过敏

对橡胶手套或橡皮障的过敏通常属于迟发型超敏反应接触性皮炎，在暴露后数小时至数天开始。这与除乳胶蛋白以外的橡胶组分（如在制造过程中使用的促进剂和硫化化学品）的过敏有关。然而，如果在牙科治疗后在患者的脸上发生接触性皮炎，则必须考虑乳胶过敏的可能性。

对乳胶过敏是罕见的，通常表现为局部接触性荨麻疹或皮炎，在暴露后数分钟至数小时开始。对于荨麻疹的处理，见框15-10。偶尔对乳胶过敏可能是一种危及生命的全身反应。如果发生严重反应，应按照过敏反应处理（见框15-11）。

如果患者、牙医或工作人员报告对乳胶的速发型超敏反应，则应转诊至临床免疫学家以确认其状况。在确诊为过敏的患者中，牙科治疗应仅在无乳胶环境中进行。应鼓励受患者佩戴警戒手镯或项链，如果有显著的接触风险，在发生严重过敏反应的情况下应携带肾上腺素。

15.5.2 过敏反应的类型

15.5.2.1 荨麻疹

荨麻疹的特征是真皮或皮下组织的短暂性红斑和（或）水肿肿胀（血管性水肿，见第178页）。病变短暂，持续几分钟至24h。表面的肿胀会发痒，而深部的肿胀可能很痛。仅仅基于病变的外观几乎不可能能确定诊断或病因。

许多与药物相关的荨麻疹暴发在抗生素疗程结束后开始

（开始治疗后的第4～10天）。一些可能是急性的并且与过敏反应相关（见第179页）。单独发生的急性瘙痒和（或）荨麻疹在口服给药后更常见，皮下或肌内给药后偶尔可见。

如果药物被怀疑或确定为荨麻疹的原因，停止药物，或者停止输液。但即使这样做，荨麻疹可能不会立即消失。偶尔，与某些物质的外部接触引起荨麻疹（接触性荨麻疹），消除与病因的接触（如乳胶橡胶手套）可以解决该问题。

急性荨麻疹的治疗取决于其严重程度。对于荨麻疹的处理，见框15-10。

15.5.2.2　血管性水肿

皮下组织的急性水肿，单发或多发，都是典型的血管性水肿。病变不痒，并且可以发生在任何地方，但经常影响面部、眶周区、嘴唇、舌、声门、脚和手的背部，以及生殖器。个别病变可持续数小时至数天。血管性水肿可以是疼痛的或灼热的，尤其当其引起唇、眼睑或舌的肿胀时会特别剧烈。病变涉及喉部可引起气道阻塞。

血管性病变在急性和慢性形式的荨麻疹中是常见的。可能由药物引起，特别是急性荨麻疹和血管性水肿。处理与荨麻疹相同（见框15-10）。如果血管性水肿不受抗组胺药控制，则是使用全身性糖皮质激素的指征。

框15-10　荨麻疹的处理

对于轻度荨麻疹：

· 停止牙科治疗。

· 去除和（或）停止接触过敏原。

· 给予口服抗组胺药。白天使用较少镇静的抗组胺药（如西替利嗪、地氯雷他定、非索非那定、氯雷他定）。如果反应不好，晚上加入镇静抗组胺药（如赛庚啶、右氯苯那敏、异丙嗪）。

应将患有广泛性荨麻疹或严重荨麻疹（涉及眼睑和嘴唇）的患者，转诊到急诊处理。

如果有相关的低血压和过敏反应的证据：

- 停止牙科治疗。
- 去除和（或）停止接触过敏原。
- 拨打 000。
- 肌内注射肾上腺素（见框 15-11）。

框 15-11　过敏反应和过敏样反应的处理

- 停止牙科治疗。
- 去除和（或）停止接触过敏原。
- 评估反应的严重程度。
- 拨打 000。
- 肌内注射肾上腺素：

肾上腺素（成人和儿童）0.01mg/kg，最大剂量 0.5mg（＝0.5mL 的 1：1000 溶液）肌内注射到股前外侧、舌或口底；

或者

肾上腺素 300μg（儿童 10～20kg：150μg）肌内注射，通过预装的自动注射器，注射到股前外侧。①

- 将患者平躺。
- 给予高流量氧气。
- 准备开始心肺复苏术（CPR）（"基本生命支持流程图"见图 15-1）。
- 每 3～5min 重复肾上腺素，直到反应或救援人员到达。
- 患者必须被送到急诊。

所有记录必须正确注明过敏原和反应。继续进行牙科治疗之前，请索取过敏专科医师的随诊意见。建议患者佩戴合适的医疗标识（如医疗警示）。

---

① 预装的自动注射器包含 0.3mL（成人使用）的 300μg 和 0.3mL（用于 10～20kg 的儿童）的 150μg。

更多关于过敏反应识别和初始紧急处理的图可从澳大利亚处方网站下载（www.australianprescriber.com/magazine/34/4/artid/1210）。

15.5.2.3　过敏反应和过敏样反应

过敏反应（IgE 介导）和过敏样反应（假性变态反应）具有重叠的临床特征。过敏反应或过敏样反应通常在胃肠外或黏膜暴露于药物的几分钟内，以及在药物摄入后约 30min 至数小时出现。

过敏反应是一种严重的、速发型的、广泛的超敏反应，影响多器官系统，最严重的是支气管痉挛、上呼吸道阻塞和低血压。它被简单地定义为"发作快速并可能导致死亡的严重过敏反应"[1]。

对于过敏反应或过敏样反应的处理，见框15-11。

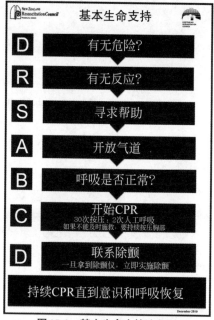

图15-1 基本生命支持流程图

该流程图可从澳大利亚复苏委员会网站下载（www.resus.org.au/public/
arc_basic_life_support.pdf）

---

[1] Sampson HA, Munoz-Furlong A, Campbell RL, Adkinson NF, Jr., Bock SA, Branum A, et al. Second symposium on the definition and management of anaphylaxis: summary report–Second National Institute of Allergy and Infectious Disease/Food Allergy and Anaphylaxis Network symposium. J Allergy Clin Immunol, 2006, 117(2): 391-397.

15.6　眼部紧急情况

患者的眼睛在牙科治疗期间容易受伤。牙科团队的成员也可能受伤。

通过佩戴特殊防护眼镜，特别是在使用化学品和离心机时**防止损伤**对于患者和牙科团队的成员是必要的。任何形式的化学制品和器械不应该通过患者的面部。

眼睛损伤可能来自：

- 化学品（如牙髓冲洗溶液），特别是碱性溶液；
- 异物（如牙石、填充碎片）；
- 穿透性物体（如钻头和牙髓器械）。

迅速和适当的紧急治疗可以最大限度地减少损伤、疼痛和痛苦的程度，以及失明的风险。

更多资源与说明参见新南威尔士州卫生部门出版的《眼科紧急手册》。可以从新南威尔士州临床创新局（ACI）网站下载（www.aci.health.nsw.gov.au/networks/ophthalmology/eem/）。

15.6.1　化学性眼部损伤

牙科治疗中使用的苛性碱溶液可能导致严重的化学性眼部损伤。特别是碱溶液，可引起液化性坏死，因为它们会持续腐蚀敏感眼睛组织。对于化学性眼部损伤患者的处理，见框15-12。

框15-12　化学性眼部损伤的处理

- 停止牙科治疗。
- 立即用大量的水冲洗眼睛。
- 保持眼睛睁开。
- 如果有隐形眼镜，取出隐形眼镜。
- 持续用流水冲洗，可从杯子、烧杯或水龙头中获得流水，冲洗患眼至少15min。
- 由于需要在眼睛上方持续流水冲洗，所以不要使用眼罩。

- 如果有微弱的化学损伤和轻微的眼睛刺激，请当天去医院检查。
- 如果存在腐蚀性化学伤害和（或）明显的炎症反应，请拨打000并继续冲洗，直到救援人员到达。
- 保留化学物品，给医疗团队看。

15.6.2 异物附着于眼睛表面

外来物体可能附着于眼睛表面并且刺激眼睛。异物附着于患者眼睛表面的处理，见框15-13。

框15-13 异物附着于眼睛表面的处理

- 停止牙科治疗。
- 立即用大量的水冲洗眼睛。
- 保持眼睛睁开。
- 请勿触摸眼睛表面。
- 除了用水冲洗外，不要尝试去除异物。
- 5min后检查异物是否消失；如果没有，继续冲洗长达15min。
- 如果异物消失，立即进行复查。
- 如果异物仍然存在，将患者转诊到急诊科。

15.6.3 穿透性眼部损伤

锋利的物体可能会掉落或甩到未受保护的眼睛。穿透性眼部损伤患者的处理，见框15-14。

框15-14 穿透性眼部损伤的处理

- 停止牙科治疗。
- 拨打000。
- 不要尝试从眼睛中拔出刺穿物。
- 不要冲洗眼睛。
- 防止患者揉眼睛。
- 用眼罩覆盖眼睛，或者使用聚苯乙烯杯的底座，并将其固定在眶周边缘上。
- 让患者和自己保持冷静，直到救援人员到达。
- 保留损坏的部件（或相似器械），告知医疗团队。
- 患者必须被带到急诊室。

15.6.4　眼周肌暂时性麻痹

眼睛通常通过眨眼反射提供润滑剂从而保护眼球。如果下颌神经阻滞或上颌后神经浸润局部麻醉不小心进入腮腺，可能会发生眼周肌的暂时性麻痹。然后它会扩散并麻痹第7头颅（面部）神经的分支。

图15-2为患有右侧面部麻痹的患者。

眼周肌暂时性麻痹患者的处理，见框15-15。

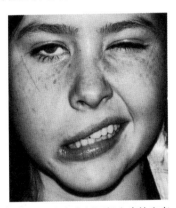

图15-2　患有右侧面部麻痹的患者

患者修复上颌磨牙时进行右侧上颌后神经浸润麻醉。可观察到患者右眼和唇无法闭合。左侧功能正常。此照片的刊登已经获得患儿父母同意

15.6.5　单眼失明

包含血管收缩药的后部局部麻醉药注射之后的单眼失明是很罕见的。其机制是在动脉内注射使视动脉和相关血管痉挛的血管收缩药。患者可能失去意识，通常可自行完全恢复。对于单侧失明患者的处理，见框15-16。

框15-15　眼周肌暂时性麻痹的处理

- 停止注射和任何牙科治疗。

- 通过要求患者关闭眼睑来确认问题。
- 跟患者解释发生了什么，并向他们保证，这将很快解决。
- 告诉患者不要揉眼睛。
- 用眼罩覆盖眼睛。
- 保持观察患者，直到可看见眨眼。这通常发生在1h内，取决于使用的局部麻醉药的剂量和强度。
- 患者不应当天驾驶，应由负责任的成年人陪伴在家休息。
- 当天晚些时候通过电话检查患者。如果患者在12h内没有完全康复，需要复查。

框15-16　单眼失明的处理

- 停止牙科治疗。
- 拨打000。
- 如果患者无意识，提供基本生命支持（"基本生命支持流程图"见图15-1）。
- 患者必须被带到急诊室。

15.7　应急药品和设备

不同组织和教材对于牙科医生应该有哪些应急设备和药物来协助管理牙科诊所的医疗紧急情况，提出了不一致的建议。它的范围可以从包里几乎没有设备到完整的急救物品。其中一个困难是，通常来讲，理论上在牙科手术中的医疗紧急情况是不常见的，并且存在药物将在使用前过期的风险。过期药物很容易被忽视，更换费用昂贵。

所有牙科医生都有专业义务确保他们接受过适当的培训，并且掌握急诊处理的最新知识。他们还应确保所有工作人员接受应急管理的正确培训，并保证其水平。

一般来说，适当的救援人员到达之前的时间越长，对工作人员培训和设备的需求就越大。

如果牙科助理没有通过正式的培训，他们应该至少接受过一个基本水平的急救课程培训并取得相关证书。

应该有一个获得医疗援助的既定计划。医疗辅助服务的紧急电话号码（000）以及最近的医疗设施的电话号码应突出位置。必须知道医疗援助到达所需的合理时间。例如，附属于大型临床诊所的牙科诊所，从业医务人员和护士应在几分钟内到达现场，而偏僻的郊区或农村诊所应在30min内到达。

15.7.1 牙医需要用的急诊药物和设备

牙医应仔细考量他们的应急设备需求和工作人员培训，与诊所的位置、患者人群和操作类型相关。

牙科手术中紧急情况的**最低要求**是氧气、一次性气道和肾上腺素：

氧气：所有的手术应该有一个氧气源，可以很轻松地运输给患者。向患者施用氧气最简单和最安全的方式是通过补充有氧气的袋/面罩/阀（6~8L/min）。不推荐使用氧动力复苏器，因为存在胃的气体膨胀导致反流的风险。具有氧气覆盖的镇痛机并非施用氧气的有效方式，会阻断无法呼吸患者的通气。

一次性气道：简单的一次性塑料气道保证通气，便于口对口复苏或用氧气通气。

肾上腺素：手术中必须有足够量的肾上腺素，给予2剂用于治疗过敏反应。肾上腺素可以安瓿（1:1000和1:10000）和预装的自动注射器（1:1000和1:2000）使用。预装的自动注射器优于小瓶，因为小瓶需要被吸入注射器中。

在牙科手术中**所需的药物**是：

葡萄糖：表现出低血糖症状的患者需要容易获得的含葡萄糖的食物（如果汁、蜂蜜）或纯葡萄糖（如葡萄糖凝胶或片剂）。

硝酸甘油喷雾剂：具有心绞痛史的患者通常随身带硝酸甘油片剂或喷雾剂。然而，在患者没有带硝酸甘油的情况下，牙科应急套装应包括硝酸甘油喷雾剂（其保存期限比片剂长得多）。

短效支气管扩张药（如沙丁胺醇）吸入器和**间隔器**：哮喘患者通常随身带吸入器；但牙医可以配置短效支气管扩张药，供没有携带吸入器的患者使用。

阿司匹林：疑似急性心肌梗死的患者可能需要阿司匹林。

根据操作的性质，在牙科手术中认为**合乎需要的医疗设备**包括：

用于评估心血管病患者和心力衰竭患者的**血压监测器**。

用于评估糖尿病患者的**血糖监测器**。

用于测量氧合血红蛋白饱和度的**脉搏血氧计**；对于在静脉内镇静下进行的操作是必需的，口服或吸入麻醉下进行手术是可行的。

建立用于气道保护的**经喉气道**，并使胃部充气的风险最小化。它们还使得患者更容易建立通气通道，有助于工作人员辅助间歇性正压通气。

用于处理心脏停搏患者的**自动外部除颤器**。

延伸阅读

澳大利亚复苏委员会在线指南（http://www.resus.org.au/）。

第16章

医生对牙科问题的处理

　　具有牙科问题的患者通常首诊于临床医师处，这时应该被分诊到牙医处，特别是主诉是牙科治疗引起的（如拔牙后的并发症）。

　　本主题涵盖常见牙科问题的处诊处理，主要是为在农村或偏远地区工作的医务工作者提供牙科服务，这些地方可能很难获得及时的牙科护理。这在大城市中心不是问题，在那里有适当的全科和专科急诊牙科服务。

　　如果在农村或偏远地区，难以获得牙科保健服务或非工作时间难以找到牙医，应通过适当的专业组织解决❶。

16.1　急性牙痛

　　口腔颌面部的急性疼痛来源有许多种，其中只有一些是牙齿相关的。牙痛的性质通常是诊断的线索（见表16-1）。在所有情况下，越早寻求牙医意见越好。如果不能立即获得牙医意见，则应拍摄曲面断层片［通常称为全景片（OPG）］可以有助于排除一些严重的病变（如龋齿、颌骨骨折和颌骨病变如囊肿）。

　　如果有面部肿胀，患者看起来不舒服，可能需要住院静脉抗生素治疗。这是少数几种牙科治疗可能危及生命的情况，大多是由于气道损伤。

---

❶　McCullough M. Dental antibiotics [author comment on letter to the editor]. Australian Prescriber, 2010, 33(6): 168-169. (www.australianprescriber.com/magazine/33/6/167/170)

表 16-1 诊断急性牙痛的指南和初始治疗的建议

疼痛的性质	可能导致疼痛	医生初步处理的建议	持续的牙科护理
短而尖的疼痛，去除刺激后消失，对热/冷/甜刺激敏感	可逆性牙髓炎	• 建议患者避免引起疼痛的食物 • 不用镇痛药治疗 • 不用抗生素治疗 • 用充填材料（如口香糖）覆盖任何明显的龋洞	• 建议患者尽快看牙医 • 简单的充填通常足够
剧烈和剧烈的疼痛，变成一种钝痛，疼痛在去除刺激之后持续，对热/冷/甜刺激敏感	不可逆性牙髓炎	• 建议患者避免引起疼痛的食物，如果患者可以使用镇痛药，尤其是非甾体抗炎药（NSAIDs） • 不用抗生素治疗 • 用充填材料（如口香糖）覆盖任何明显的龋洞 • 将局部麻醉药渗入邻近受影响牙齿根尖的软组织，如果症状严重，可临时缓解	• 建议患者尽快看牙医 • 通常需要牙髓（根管）治疗或拔牙
钝痛，悸动，可能会有咬痛，但对热/冷/甜刺激不敏感	急性根尖周围炎感染根管系统	• 如果患者可以使用镇痛药，则使用镇痛药，尤其是非甾体抗炎药（NSAIDs） • 不用抗生素治疗	• 建议患者尽快看牙医 • 需要牙髓（根管）治疗或拔牙

疼痛的性质	可能导致疼痛	医生初步处理的建议	持续的牙科护理
压和吸就会感到疼痛	早期牙脓肿	• 有使用抗生素治疗的指征（见"急性牙源性感染"，第61页）	• 建议患者尽快看牙医 • 需要牙髓（根管）治疗或拔牙
在最近的牙痛区域的疼痛肿胀	牙脓肿	• 如果患者可以使用镇痛药，则使用镇痛药，尤其是非甾体抗炎药（NSAIDs） • 有使用抗生素治疗的指征（见"急性牙源性感染"，第61页） • 如果出现引起吞咽困难或呼吸困难的肿胀，住院接受静脉抗生素治疗和适当的手术治疗	• 建议患者尽快看牙医 • 需要牙髓（根管）治疗或拔牙 • 需要密切监测气道，如果蜂窝织炎发展，可能会危及生命
当头向前倾斜时疼痛加剧	源自上颌窦的疼痛（脓液/渗出物在窦内移动）	• 抗生素、吸入剂和鼻喷雾剂或减液通常对上颌窦炎有效（更多信息参见《治疗指南：呼吸病分册》）	
拔牙1～4天后疼痛加剧	牙槽炎（干槽症）（见第69页）	• 不用抗生素治疗 • 使用温热的无菌盐水冲洗槽，直到所有碎屑被清除，并且牙槽上不会产生碎屑 • 敷料（如果可用）	• 建议患者尽快看牙医或口腔外科医生，进行紧急拔牙 • 需要冲洗和敷药

摘自：Kingon A. Solving dental problems in general practice. Aust Fam Physician, 2009, 38 (4) :211-216. © 2011 Australian Family Physician. 经澳大利亚皇家全科医师学院许可转载。文字和图片版权属于《澳大利亚家庭医生》。如需转载，请联系出版者——澳大利亚皇家全科医师学院。

第16章 对医生有用的牙科问题的理论

拔牙几天后发生的严重疼痛可能是牙槽骨炎（干槽症）（见第69页），一旦认识到，就很容易用局部措施治疗。牙槽骨炎不是感染，不需要抗生素治疗。

垂直裂纹或折裂的牙齿可能极难诊断，特别是当症状可能是间歇性的和非常急性的，并且拍X线片通常也无效。

牙痛可以引起类似三叉神经痛的症状，反之亦然（参见"三叉神经痛"，第155页）。

16.2　牙齿、填充物断裂，或填充物脱落

牙齿、填充物和其他形式的修复体（如冠、贴面）可能由于各种原因而断裂，创伤是最常见的原因。创伤可局限于受影响的牙齿或修复体，并且可在正常功能（例如，在进食时）或在意外后发生。修复体可能会由于创伤而脱落，或者牙齿进一步龋坏使修复体失去支持组织。

牙齿或修复体断裂，或修复体脱落很少是紧迫的问题，因此医生的最简单的管理是将患者转诊给牙医。如果患者正处于疼痛中，建议他们尽快看牙医。在大多数情况下，疼痛多是由于牙本质暴露导致的可逆性牙髓炎（见表16-1）。需要进行牙科治疗以防止发展为不可逆性牙髓炎，感染根管系统或脓肿等更严重的状况——所有这些都需要更全面和紧急的处理。

如果牙齿折裂或修复体脱落导致牙髓暴露，则应尽快（最好在24h内）到牙医处就诊。为了评估牙髓是否暴露，要对牙齿进行视诊。如果在折裂区或髓腔内可以看到红色软组织，则牙髓已暴露。通常，该组织对触诊非常敏感，并且患者会避免该牙齿与舌头、食物、饮料甚至冷空气的任何接触。暴露的组织可能出血或有血凝块盖住先前的出血。

16.3　牙齿脱位（掉牙）

牙齿脱位被定义为牙齿从其牙槽窝完全脱离。在大多数

情况下，牙齿完全脱离口腔，但有时它仍然在口中。创伤是牙齿脱位的最常见原因，特别是由于身体暴力、跌倒或运动损伤。

所有牙齿创伤的患者，起始处理时都应包括对其他损伤（原发性创伤筛查）的评估，尤其是头部和颈部损伤，特别是如果患者在事故发生后失去意识。

重要的是评估牙齿是否已经脱落，或者是否只是不容易看见。一些牙齿可能已经嵌入（牙槽骨中）或者牙根可能已经折裂，使得冠折裂脱落。这些问题必须通过放射片进行评估，因此转诊给牙医是必要的。

如果牙齿看起来已经缺失（通过对口腔进行视诊），并且在事故现场没有发现牙齿，则必须评估患者是否已经吸入牙齿——这需要拍摄胸部X线片。有关吸入或吞入物体的处理，见第172页。

如果已找回脱位牙齿，应尽快将其重新植入牙槽窝。在15min内重新植入的牙齿有最好的愈合机会，且没有并发症。但许多人不愿意重新植牙，或不知道如何植牙。在这种情况下，最好的方法是将牙齿完全浸在牛奶中，直到可以重新植入。任何类型的牛奶都可以，只要温度不高于37℃。牙齿应该非常仔细地处理——最好是握住牙冠，以免损坏牙根。不要搔刮或摩擦牙齿。牛奶是很有用的，因为牙周韧带的细胞附着于牙根，可在牛奶中存活长达6h。这些细胞的存活对于在重新植入后韧带的愈合是必需的。如果这些细胞能够存活，则牙齿根吸收的概率减少并且患牙可以在口腔内存活多年。建议所有急救包，特别是体育

> 处理脱位牙齿时，时间是至关重要的。

俱乐部和学校的急救包，都应准备一小罐保质期较长的牛奶。

如果没有牛奶，可以使用唾液、盐水或保鲜膜，但是牙周韧带细胞在这些条件下通常只能维持1h。如果使用保鲜膜，

在包裹牙齿之前，让患者将一些唾液（如果能包含血液就更好）吐进保鲜膜中。在处理脱位牙齿时，应随时避免水，因为水的渗透作用会导致牙周韧带的细胞死亡。

在重新植入牙齿后，使用夹板很重要，以保持其在一个稳定的位置——此时应迅速转诊给牙医紧急处理。可以在切一小块铝箔，以帮助脱位牙齿保持在其在口腔中的位置，直到来到牙医处就诊。

评估患者的破伤风免疫状态，如果对其状态有任何疑问，请给予加强（更多信息参见《治疗指南：抗生素分册》）。推荐使用抗生素，因为它们可以帮助减少愈合并发症，例如与根管系统中细菌的存在相关的炎症性根吸收。四环素类是较优选择，因为它们也具有一些直接的抗吸收活性。另外，如果四环素类是禁忌的，如8岁或以下儿童，可以给予阿莫西林。使用：

1 多西环素200mg（8岁以上儿童：5mg/kg，最大剂量200mg）口服第一剂，然后100mg（8岁以上儿童：2.5mg/kg，最大剂量100mg）口服，每日一次，共7天；

或者

2 阿莫西林1g（儿童：25mg/kg，最大剂量1g）口服第一剂，然后500mg（儿童：12.5mg/kg，最大剂量500mg）口服，每8h一次，共7天。

当使用牙周夹板时，建议重新使用氯己定漱口水。使用：

氯己定0.2%漱口水10mL，在口中含漱1min，每8～12h一次❶；

---

❶ 长期使用（超过几天），氯己定可能导致牙齿和充填体的表面变色（更多信息，见第45页）。

或者

氯己定0.12%漱口水15mL，在口中含漱1min，每8～12h一次。

乳牙不应再植或重新放回原处，因为这可能损害在骨骼中发育的恒牙。不要在5岁以下的儿童中植入牙齿，并且要小心评估5岁或以上儿童的脱位牙齿，要确定它们是乳牙还是恒牙。一般来说，在大小上，乳牙比恒牙小得多，但是5～8岁儿童的恒牙根较短，冠较大，因为其根部尚未完全发育。

> 乳牙不应重新种植或放回原位。

表16-2总结了脱位牙齿的初步处理。

表16-2　处理脱位牙齿"应该做和不应该做的事"

应该做的事
- 如果发生意识丧失，检查其他损伤，特别是头部和颈部损伤。
- 如果脱位牙齿较脏，只能用牛奶或盐水冲洗牙齿。
- 恒牙要尽快植入回去。
- 立刻到牙医处就诊。
- 使用临时夹板（如铝箔）将重新植入的牙齿保持在原位，直到患者能到牙医处就诊。
- 如果不能立即重新植入回去，则应将牙齿储存在牛奶中。
- 如果没有牛奶，应将牙齿储存在盐水、唾液或保鲜膜中。
- 检查患者的破伤风免疫状态，如果需要，给予加强。
- 开具抗生素。

不应该做的事
- 不要搔刮或摩擦牙齿的根部。
- 不要重新植入乳牙。
- 不要拖延，要尽快寻求牙科治疗。
- 不要让牙齿干燥。
- 不要用水冲洗或存放牙齿。

16.4　颌面创伤

下颌骨和颧骨复合体的单独损伤是相对常见的，并且经常患者受伤后就医看起来状态较好。为了排除其他损伤，所有患者在出院时都应进行原发性创伤筛查，并在医院中进行第二次创伤筛查。重要的是确认没有意识丧失，哪怕是短暂的，也要排除头部损伤的可能性。如果患者没有意识并且有颌面创伤的迹象，请通过使下颌前伸以确保气道通畅。这是至关重要的，因为曾有患者死于气道受阻。

一般来说，初步措施包括开始静脉输液治疗和苄青霉素（青霉素 G），并不断检查患者的破伤风免疫状态检查（更多信息参见《治疗指南：抗生素分册》）。如果牙齿在损伤后咬合正常，可能不必手术干预，但是面部创伤的处理需要尽早转诊至专科医师。

16.5　拔牙后的并发症

拔牙后负责处理并发症的人是进行拔牙的牙医或口腔外科医生。应向患者提供他们的工作时间联系方式。应首先建议患者接触牙医或口腔外科医生。如有必要，这可以由医务人员完成。

16.5.1　出血

应检查患者的医疗史和用药史。在 INR ＜ 4 的患者中，抗血小板治疗（如阿司匹林、氯吡格雷）和华法林在拔牙前不应停止给药。更多信息，请参见"正在接受牙槽手术（包括拔牙）的患者服用抗凝血药和抗血小板药物的潜在问题"（第134页）。

如果在拔牙后出血，则在出血部位施加固定压力。这在大多数情况下足以阻止出血，甚至在接受抗血小板治疗或华法林的患者中也是如此。建议的处理方法见表16-3。通常认为持续性出血发生在牙槽窝底部和侧面。然而，更常见的是由于在口底或舌部附近的黏膜撕裂，或者发生于牙槽嵴顶的牙龈（见图16-1）。应评估这些位置，以便治疗更针对出血部位。

在罕见的情况下，以前未确诊的血液性疾病，如血管性血友病，在外科手术后会出现恶化，医生要时刻关注这种可能性。

16.5.2 疼痛和肿胀

大多数口腔外科手术后，可能会出现疼痛和肿胀，通常是由于创伤引起的炎症，而不是感染。即使在第三磨牙（智齿）拔除后，感染也并不常见，发生率为2%～5%。拔牙后1～4天内疼痛程度增加可能是牙槽骨炎（干槽症）（见第69页）。

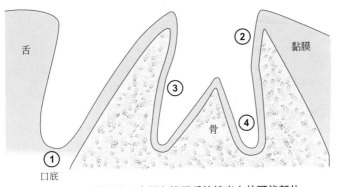

图16-1　牙槽窝的示意图和拔牙后持续出血的可能部位

① 口底附近的黏膜——非常常见的出血部位
② 龈下区——常见的出血部位
③ 牙槽窝壁——不常见的出血部位
④ 根尖区——不常的出血部位

肿胀通常在拔牙后的前48h内加重，并且可能在第3天达到其最大值。通常不需要抗生素，除非有明显的脓肿和传播性感染。用局部措施处理（例如，在第一个24h内每20min间歇性地冷敷，然后用温盐水冲洗口腔），使用镇痛药（见第127页）并安慰患者。应该联系实施拔牙的牙医或口腔外科医生，询问他们的处理建议。必须始终考虑到气道受损的可能性，并且密切监测。

16.6 其他偶然性症状

患者可能向他们的医生叙述许多牙科问题（见表16-4）。其中一些可能是更严重的潜在疾病的指征。应尽快获得牙医会诊意见。

表 16-3　出血牙槽的处理

初诊处理（可以通过电话进行）

•确认拔牙的牙医或口腔外科医生是否可以联系上。如果无法联系上，应该按以下建议做。

•建议患者：

—平静笔直地坐着；

—将一个方形小纱布或干净的手帕放在牙槽窝，并咬紧15min。

•建议患者**不要**：

—持续漱口或吐出血块；

—使用纸巾，因为这些可能形成碎片；

—把纱布取出来察看出血部位。

•安抚患者——在大多数情况下，这就可以阻止任何出血。

- -

如果出血不能通过初诊处理解决，进行如下检查：

•检查患者出血倾向的医疗史和用药史。

•如果患者激动，评估是否需要镇静（见第117页）。

•评估患者是否是活动性出血，还是口内只有血丝的唾液。

•如果为活动性出血，则根据所使用的纱布数量（浸满10cm×10cm纱布方块＝5mL失血量）估算失血量。如果有超过50～100mL的血液丢失，请进行下面的局部止血操作。

局部止血操作

- 在良好的光源下检查患者的口腔，以确定出血部位（见图16-1）。如果有轻微的出血，通常来自撕裂的软组织，而不是牙槽窝。
- 将含有血管收缩药的局部麻醉药尽可能接近出血部位使用。
- 用止血剂充满牙槽窝，并缝合出血点。
- 如果无法执行此操作，或患者出现广泛撕裂伤或出血，请将其送到急诊室。

表16-4　患者可能向医生提出的常见牙科问题

问题	建议
忧虑的患者——"牙科恐惧"	· 医生必须与牙医联络并一起工作
牙龈出血（可自发）	· 到目前为止，最常见的原因是牙周病（见第54页） · 可能由白血病和其他恶性疾病引起，但较少 · 一些药物可以改变牙龈的外观（如苯妥英、环孢素） · 需要咨询患者的牙医和（或）牙周病医生
假牙组织疼痛	· 检查疼痛面积，以评估恶性肿瘤的可能性 · 义齿可能需要简单的调整；转诊到牙医处 · 需要每年口腔检查（如果可能的话）
感觉异常	· 如果没有最近的牙科或外科手术，病因通常都不简单 · 原因包括恶性肿瘤、多发性硬化 · 诊断可能困难
颞下颌关节紊乱病	· 症状包括下颌弹响、疼痛、绞锁 · 在女性中更常见 · 通常是保守治疗；转诊牙医（参见"颞下颌关节紊乱病"，第92页）
咬合异常（牙齿不能正常咬合在一起）	· 几乎都有过颌骨骨折（见"颌面创伤"，第194页） · 给予抗生素，评估破伤风免疫状态 · 请咨询专家

摘自 Kingon A. Solving dental problems in general practice. Aust Fam Physician, 2009, 38（4）:211-216. © 2011 Australian Family Physician. 经澳大利亚皇家全科医师学院许可转载。文字和图片版权属于《澳大利亚家庭医生》。如需转载，请联系出版者——澳大利亚皇家全科医师学院。

附录1
药物和运动

体育当局是禁止运动员在体育赛事中使用某些药物。牙医开具的处方中有些药物可能是某些禁赛药物。如果患者是高级运动员，应格外注意所开的药物的成分。大部分高级运动员了解他们的相关竞赛对药物的要求。

每个国家体育联盟都有反兴奋剂政策，其中包括一份违禁物质清单。大部分体育机构会参考世界反兴奋剂法典的禁药清单（见www.wada-ama.org/en/Science-Medicine/Prohibited-List/），这个清单也被世界反兴奋剂组织（WADA）引用。清单包括禁赛药物的具体种类和名称。某种物质本身可能没有明确出现在禁药清单中，但其可能属于禁药中的某一个大类别，或者包含某种被禁止的成分或者是其衍生物。清单被分为物质名称以及禁止方法，比如全程禁止（比赛内外），以及仅仅比赛时禁止。

所有比赛都禁止的药物包括：

· 同化性物质（如睾酮）；

· 肽类激素、生长因子和相关物质（如生长激素）；

· β_2受体激动药（除了沙丁胺醇、福莫特罗和沙美特罗等配合医生治疗方案使用的雾化吸入药物）；

· 激素拮抗药或者调节药（如他莫昔芬）；

· 利尿药或者其他类似药物（如呋塞米、噻嗪类、丙磺舒）；

· 兴奋剂（苯丙胺类）；

· 毒品（吗啡、羟考酮）；

· 大麻类（大麻）；

・糖皮质激素（泼尼松龙）。

关于运动员可用的药物及其状态信息，详情参见澳大利亚体育局反兴奋剂专委会（ASADA）（1300027232 或www.asada.gov.au/substances），以及 WADA（www.wada-ama.org/en）。

附录2
妊娠期及哺乳期的牙科手术和药物

在妊娠期间可以安全地实施绝大多数的口腔治疗。

一般来说，选择性治疗最好在妊娠中期（即在妊娠的第4、第5和第6个月）进行。需要全身麻醉或静脉镇静的选择性治疗措施应当推迟直至孩子出生后，最好是在哺乳期结束后。如果患者无法确认是否怀孕，关于是否继续进行手术的决定应当延期直至明确是否怀孕。

如果有必要采用口腔射线来评估和诊断感染或者创伤，或者是用来治疗这些疾病，那么没有理由（包括基于辐射保护的原因）来延迟上述操作。澳大利亚辐射防护与核安全机构（ARPANSA）的指南❶表明妊娠期间进行口腔射线不存在禁忌。然而，当X光束向下朝着患者躯干（如拍摄上颌咬合片）照射时建议使用铅帘保护全身。

妊娠和药物使用

一种药物可能对胎儿有多种不良影响。对个体的影响取决于胎儿暴露于药物的时间。

在受精后前2周及完全着床之前，胚胎对任何的药物致畸作用都有抵抗。这是因为在胎盘形成前母体与胚胎组织间无直接联系。

致畸作用的关键时期是器官形成期。这一时期开始于受孕后17天，到第60～70天结束。在这一时期（17～70天）暴露于某些特定药物可以导致重要的出生缺陷。

---

❶ Radiation protection in dentistry: Radiation protection series No. 10. Australian Radiation Protection and Nuclear Safety Agency; December 2005.

在妊娠中、晚期，一些药物可以干扰器官系统的功能发展（如中枢神经系统、皮肤系统、心血管系统）并导致严重的后果。

某些妇女可能直到胎儿器官形成早期之后才意识到自己怀孕。因此，对于育龄妇女不应当开具风险最高等级的药物（澳大利亚分级为X级，第203页），除非妊娠试验阴性并且患者正在采取有效的避孕方式。

然而，有些情况下，尽管知道药物的危害，育龄妇女仍需要长期的药物治疗。在任何这种情况下，最初开具处方的时候，处方者在患者怀孕之前就应当充分讨论用药需求。如果患者在用药时已经怀孕并且之前没有机会与处方者进行讨论，那么处方者应当尽快评估其用药。

下列清单可能有助于决定在妊娠期间是否处方某种特定药物。

■ **非药物治疗**：是否可用这种治疗并且可能成功？至少在妊娠头三个月结束之前采用这种治疗是否合理？大多数孕妇强烈赞成这种治疗并且依从性可能更高。

■ **利弊分析**：对于考虑使用的特定药物，它对于母亲潜在的危害和收益是怎样的？对胎儿有什么危害？不用药时危害和收益（分别对于母亲和胎儿）是怎样的？

■ **自发的先天性畸形的发生率**：当药物不可避免，讨论非药物相关的自发性畸形的发生率可能是恰当的。这种概率通常被低估。在澳大利亚，活产婴儿中严重先天性畸形的发生率是2%～4%，微小畸形在新生儿中的发生率接近15%。

■ **宣教、记录和沟通**：对妇女及其配偶关于危害和收益的教育是否已经恰当地记录在患者的病历中？是否已经通知了相关的产科治疗方面的健康专业医生？

妊娠后期的常规评估包括考虑在分娩时是否改变剂量来避免新生儿出现问题，如呼吸抑制。

澳大利亚妊娠期药物分级 [1]

附表2-1列出了由TGA颁布的治疗口腔和牙科疾病的单独药物（个性化用药）的澳大利亚妊娠分级。

澳大利亚的妊娠期药物分级仅适用于育龄妇女中使用的推荐治疗剂量。在过量、职业暴露或者其他超过推荐治疗剂量的情形下，不能假定单独药物的指定分级仍有效。

关于B1、B2和B3级药物，人类数据缺乏或者不充分，因此此级分类范畴是基于可得到的动物实验数据。**划分为B级的药物并不意味着比C级药物安全。** D级药物并非绝对禁用于妊娠期。而且，在一些情形仅是在疑似的基础上划分为D级的。

A级

药物已经被大量的孕妇和育龄妇女使用，无任何证据表明其可以增加畸形发生频率或者观察到其他直接或者间接的对胎儿的不利影响。

B1级

药物仅被有限数量的孕妇和育龄妇女使用，未增加畸形的发生频率或者未观察到其他直接或者间接的对胎儿的不利影响。

动物实验中没有证据表明可以增加胚胎损害的发生率。

B2级

药物仅被有限数量的孕妇和育龄妇女使用，未增加畸形的发生频率或者未观察到其他直接或者间接的对胎儿的不利影响。

动物实验尚不充分或者可能缺乏，但是现有数据显示没

---

[1] TGA妊娠分级来源于TGA妊娠数据库中的处方药，网址为www.tga.gov.au/hp/medicinespregnancy.htm。

有可以增加胚胎损害发生率的证据。

B3级

药物仅被有限数量的孕妇和育龄妇女使用，未增加畸形的发生频率或者未观察到其他直接或者间接的对胎儿的不利影响。

动物实验已有证据显示可以增加胚胎损害的发生率，然而其对人类胎儿的影响尚未确定。

C级 ❶

由于其药理作用，药物已经引起或者疑似可能会引起人类胚胎或者新生儿损害，但是不引起畸形。这些影响可能是可逆的。为了解详情需要查阅相关文献。

D级

药物已经引起、怀疑已经引起或者预期会引起人类胎儿畸形发生率的增加或者造成不可逆的损害。这些药物也可能具有不利的药理作用。为了解详情需要查阅相关文献。

X级

药物具有引起胚胎永久性损伤的高风险，因此禁用于妊娠期或者可能妊娠时。

哺乳和药物的使用

哺乳意义重大，因此建议除非有实质证据表明母亲服用的药物对婴儿有害并且没有找到替代疗法，否则应继续哺乳。

大多数药物仅有极少量分泌至乳汁中，并且在大多数情况下，婴儿最终暴露的剂量非常低并且远低于婴儿的治疗剂

---

❶ 澳大利亚和瑞典危险分级中的C级是药理作用分类，不同于美国食品药品监督管理局（FDA）的分类（基于动物试验中的所有不良反应类型，意味着C级发生风险的可能性高于B级）。

除非必要的母体用药对婴儿存在重大风险，否则应继续哺乳。

量水平。因此，很少有药物在哺乳时完全禁忌。

在大多数情况下，药物穿透胎盘比进入母乳更容易。

当考虑在哺乳期间处方药物（特别是长期）时，以下清单可能有助于指导做出决定：

■ **女性对哺乳的偏好**：大多数女性对哺乳有强烈偏好。不能哺乳可能导致作为母亲的失败感，导致随后患上产后抑郁症。

■ **非药物治疗**：如果这种治疗可用并且可能成功，它可以允许女性哺乳，至少直到婴儿最可能受到影响的时期过去。

利弊分析：对于婴儿，哺乳可提高其免疫能力（如中耳炎发病率的降低）和神经发育优势（如可能增加年龄较大儿童的智商）。对于女性，哺乳的生理好处包括促进子宫恢复、延迟排卵和降低乳腺癌的风险。

■ **宣教、记录和沟通**：与母亲及其配偶关于伤害/利益的讨论应在患者的病历中正确记录。其他参与产后管理的卫生专业人员应该被告知药物的变化。

附表2-1提供了关于用于处理哺乳妇女口腔和牙科状况的个别药物的安全性的建议。

附表2-1　妊娠期和哺乳期的药物使用

药物	TGA妊娠类别[①]	与哺乳的相容性[②]
阿昔洛韦	B3	可以使用
肾上腺素	A	可以使用
阿莫西林	A	可以使用；可能导致婴儿腹泻
阿莫西林+克拉维酸	B1	可以使用；可能导致婴儿腹泻
两性霉素（口服）	B3	可以使用

药物	TGA 妊娠类别[①]	与哺乳的相容性[②]
氨苄西林	A	相容；可能导致婴儿腹泻
阿替卡因	B3	谨慎，数据不足
阿司匹林	C	偶尔可以使用；如果可能，避免长期治疗，特别是在新生儿期[③]
苄达明（局部）	B2	可以使用
青霉素 G	A	可以使用；可能导致婴儿腹泻
倍他米松	A	可以使用
布比卡因	A	可以使用
酪蛋白磷酸肽-无定形磷酸钙	未列入	可以使用
头孢氨苄	A	可以使用；可能导致婴儿腹泻
头孢唑林	B1	可以使用；可能导致婴儿腹泻
氯己定	A	可以使用
二氧化氯	未列入	可以使用
克林霉素	A	可以使用；可能导致婴儿腹泻
可待因	A	某些剂量可以使用；避免重复剂量给药
地西泮	C	可以使用；长期使用应谨慎，并监测婴儿嗜睡
双氯西林	B2	可以使用；可能导致婴儿腹泻
多西环素	D[④]	如果没有适当的替代药物，短期可以使用（如10天）；可能导致婴儿腹泻
多西拉敏	A	谨慎，数据不足；监测婴儿烦躁和睡眠障碍
泛昔洛韦	B1	谨慎，数据不足

药物	TGA 妊娠类别[①]	与哺乳的相容性[②]
苯赖加压素	见丙胺卡因（有或没有苯赖加压素）	
氟氯西林	B1	可以使用；可能导致婴儿腹泻
氟康唑	D	可以使用
氟化物	未列入	可以使用
氢化可的松	A	可以使用
过氧化氢	未列入	可以使用
布洛芬	C	可以使用[③]
伊曲康唑	B3	谨慎，数据不足
利多卡因	A	可以使用
林可霉素	A	谨慎，数据不足；可能导致婴儿腹泻
甲哌卡因	A	谨慎，数据不足
醋丙甲泼尼龙	C	可以使用
甲硝唑（全身）	B2	可以使用；可能导致婴儿腹泻。避免高剂量的单剂量治疗
咪康唑	A	可以使用
糠酸莫米松	B3	可以使用
氧化亚氮	A	可以使用
制霉菌素	A	可以使用
对乙酰氨基酚	A	可以使用
喷昔洛韦	B1	谨慎，数据不足
青霉素 V	A	可以使用；可能导致婴儿腹泻
聚维酮碘	未列入（不推荐）	避免；可能干扰婴儿甲状腺功能
泼尼松龙	A	可以使用
泼尼松	A	可以使用

药物	TGA 妊娠类别[①]	与哺乳的相容性[②]
丙胺卡因（有或没有苯赖加压素）	A	可以使用
罗哌卡因	B1	可以使用
罗红霉素	B1	可以使用；可能导致婴儿腹泻
替考拉宁	B3	谨慎，数据不足；可能导致婴儿腹泻
替马西泮	C	可以使用；长期使用应谨慎，并测婴儿嗜睡
替硝唑	B3	谨慎，数据不足；可能导致婴儿腹泻
氨甲环酸	B1	可以使用
曲安奈德（局部）	A	可以使用
三氯生	未列入	谨慎，数据不足
伐昔洛韦	B3	可以使用
万古霉素	B2	可以使用；可能导致婴儿腹泻
锌锭剂	未列入	可以使用

① TGA 妊娠分级来源于 TGA 妊娠数据库中的处方药，网址为 www.tga.gov.au/hp/medicines-pregnancy.htm。

② 与母乳喂养的相容性定义：

· 可以使用：有足够的数据可用于证明母乳喂养婴儿的相对低的婴儿剂量和（或）没有显著的血浆浓度和（或）无不良反应。

· 谨慎：没有足够的数据显示婴儿剂量相对较低，和（或）没有显著血浆浓度，和（或）母乳喂养婴儿没有不良反应。

· 避免，数据不足：没有关于药物可进入母乳的数据，或母乳喂养婴儿血浆浓度或不良反应的数据。

· 避免：暴露婴儿血浆浓度很高，或已报告的或可从分子特性预测的母乳喂养婴儿的不良反应。

③ 如果母乳喂养患者需要非甾体抗炎药，则优选布洛芬。

④ 四环素类可以安全地用于妊娠的前 18 周（怀孕后 16 周），之后它们可能影响婴儿牙齿的形成并导致变色。

缩略词表

ADA—Australian Dental Association	澳大利亚牙科协会
amoxy/ampicillin—amoxycillin or ampicillin	阿莫西林或氨苄西林
BMS—burning mouth syndrome	灼口综合征
BRONJ—bisphosphonate-related osteonecrosis of the jaws	双膦酸盐相关的颌骨坏死
CMI—consumer medicine information	消费者用药信息
CNS—central nervous system	中枢神经系统
COPD—chronic obstructive pulmonary disease	慢性阻塞性肺疾病
COX—cyclo-oxygenase	环氧化酶
CPAP—continuous positive airway pressure	连续气道正压通气
CPP-ACP—casein phosphopeptide-amorphous calcium phosphate	酪蛋白磷酸肽 - 无定形磷酸钙
CPR—cardiopulmonary resuscitation	心肺复苏
CPR—C-reactive protein	C反应蛋白
di/flucloxacillin—dicloxacillin or flucloxacillin	双氯西林或氟氯西林
HbA1c—haemoglobin A1c（glycated haemoglobin）	血红蛋白A1c（糖化血红蛋白）
HIV—human immunodeficiency virus	人类免疫缺陷病毒
IgE—immunoglobulin E	免疫球蛋白E
IM—intramuscular（ly）	肌内注射
INR—international normalised ratio	国际标准化比值
IV—intravenous（ly）	静脉注射

MAOIs—monoamine oxidase inhibitors	单胺氧化酶抑制药
NSAIDs—nonsteroidal anti-inflammatory drugs	非甾体抗炎药
NTI-TSS—nociceptive trigeminal inhibition tension suppression system	三叉神经痛张力抑制系统
OSA—obstructive sleep apnoea	阻塞性睡眠呼吸暂停
PBS—Pharmaceutical Benefits Scheme	药物福利计划
ppm—parts per million	百万分之一
SSRIs—selective serotonin reuptake inhibitors	选择性5-羟色胺再摄取抑制药
TCAs—tricyclic antidepressants	三环类抗抑郁药
TGA—Therapeutic Goods Administration	澳大利亚药物管理局
TGL—Therapeutic Guidelines Limited	治疗指南有限公司
TMD—temporomandibular disorders	颞下颌关节紊乱病

术语表

　　下面的定义是指在本指南中使用的术语。它们可能不同于其他出版物中使用的定义。

牙槽骨	在上颌或下颌骨上，为牙根提供支持；形成牙槽窝
银汞合金	合金汞与银和其他金属；在牙科中用于牙齿充填
麻醉	身体的一部分或全部感觉丧失（包括疼痛）
镇痛	去除疼痛的感觉
血管紧张素转换酶抑制药（ACEI）	用于治疗心血管病的药物；如卡托普利、依那普利、赖诺普利、福辛普利、培哚普利、喹那普利、雷米普利和群多普利
血管紧张素Ⅱ受体阻滞药（ARBs）	用于治疗心血管病的药物；如依普罗沙坦、厄贝沙坦、坎地沙坦、氯沙坦、奥美沙坦、替米沙坦和缬沙坦
抗胆碱能药	抑制乙酰胆碱的作用，因此通过副交感神经阻断神经冲动的传导。抗胆碱能药的不良反应包括口干、口渴、脉率增加、视物模糊、眼内压升高、便秘和尿潴留
抗组胺药	抑制组胺在体内的作用，通过阻断H_1受体。抑制IgE介导的超敏反应，如花粉过敏、荨麻疹。抗组胺药实际上可分为镇静和轻微镇静
根尖周围炎	牙周韧带、根尖周或根尖部的炎症
根尖切除术	牙根尖端切除，通常与刮除根尖组织以及根尖倒充填相结合
麻醉	力量减弱或丧失
β_2受体激动药	激动气道平滑肌的β_2受体，可放松肌肉，从而导致支气管扩张。用于哮喘及其他呼吸道疾病。常用的有沙丁胺醇和特布他林（短效），福莫特罗和沙美特罗（长效）
生物膜	微生物及其产物在表面黏附，形成一薄层复合物，该复合物具有共同的生理功能

固定桥（牙科）	用义齿来替换一个或多个缺齿，并粘接在邻牙上
牙石	通过牙菌斑的钙化，在牙齿上形成的矿化沉淀物
牙骨质	覆盖在牙根部牙本质的坚硬结缔组织，是牙周韧带的附件结构
破骨	一般性的术语，用于描述再吸收坚硬组织（骨、牙骨质和牙本质等）的细胞
冠	指牙齿的临床牙冠
捻发音	骨骼与骨骼之间，或与粗糙的软骨摩擦时，发出的爆裂音或摩擦的感觉，可在关节运动时检测到
细胞色素 P450（CYP）酶	参与内源性物质及药物代谢的一组酶
牙本质	形成大部分牙齿的坚硬组织，在牙釉质和牙骨质的下面，并围绕在牙髓周围
义齿	可摘的修复方式，用于替代一个或多个缺失的牙齿，通常以板或支架形式。
发汗	出汗
利尿药	可增加尿排泄的药物
口腔感觉迟钝	口腔中异常的感觉，有时会带有疼痛
构音障碍	尽管说话内容和意思正常，但发音不清，有语言障碍
味觉障碍	味觉异常
发声困难	发声的正常功能被干扰
牙釉质	覆盖在牙冠牙本质上的坚硬钙化组织
牙髓病学/牙髓治疗	根管治疗：将牙髓和（或）被感染的碎片从牙齿及其根管系统中清除，然后清理、消毒并填充
丁香酚	是一种液体苯酚——$C_{10}H_{12}O_2$——包含在某些香精油中（如丁香油），用于某些牙科材料，可减少牙龈炎的发作及龋齿的形成

氟磷灰石	$Ca_{10}(PO_4)_6F_2$——在牙齿形成过程中，氟成为牙釉质的一部分，此时，形成的晶型成为氟磷灰石
含氟羟基磷灰石	$Ca_{10}(PO_4)_6(OH)F$——在氟化物嵌入牙釉质形成牙齿的过程中形成的结晶
牙龈	俗称牙龈组织，是包围已萌出牙的牙颈和覆盖未萌出牙的牙冠的软组织
革兰染色	一种染色方法，其目的在于根据细胞壁的结构将细菌区分为两大类（革兰阳性和革兰阴性）
半衰期（药物）	正常过程中一半数量的药物被代谢或消除的过程
羟基磷灰石	$Ca_{10}(PO_4)_6(OH)_2$——牙釉质中的晶体成分
免疫球蛋白E（IgE）	五类主要免疫球蛋白中的一类，起抗体作用；其他类包括IgA、IgD、IgG和IgM
阻生牙	一种未萌出或部分萌出的牙齿，由于其位置阻碍了其他结构，导致不能完全萌出
种植体（牙科）	一种通过手术放置到口腔组织内，为修复体提供支持的一种设备；它通常是由钛组成
发病率	一定期间内，一定人群中某病新发生的病例出现的频率
韧带内局部麻醉注射	将局部麻醉溶液在压力下注射到被治疗牙齿的牙周韧带中的技术
骨内局部麻醉注射	开一个小口贯穿接近被治疗牙齿的骨皮层，然后将局部麻醉溶液直接注射到下面的骨松质中的技术
角化病	皮肤或黏膜的胶质增生
酮症酸中毒	酮体蓄积引起酸中毒。糖尿病酮症酸中毒（DKA）主要发生于1型糖尿病患者，特征是高血糖症、多尿、多饮、换气过度和脱水。应激如感染、不恰当的中断胰岛素治疗、急性心肌梗死和创伤是DKA的最常见的促发因素

脱位	牙齿从压槽的正常位置脱位，通常是由于创伤性意外。脱位可以是脱出性、挫入性或侧向脱位。脱出性脱位是牙齿从牙槽窝向冠方部分脱出；挫入性脱位是牙齿向牙槽骨方向移位；侧向脱位是牙齿向轴向方向以外的其他方向移位
核酸试验	以核酸为基础，利用分子生物学技术来检测和识别微生物；包括聚合酶链式反应（PCR）试验
𬌗（牙科）	上下颌牙齿咬合
牙源性	牙齿相关的
龈瓣	松散的牙龈组织覆盖在部分暴露的牙冠上
骨整合	可以将某些材料（如钛）植入骨内而不产生异体反应的方法。使得骨和材料形成紧密而牢固的结合
胃肠外	通过除了胃肠道之外的任何方式给药（如皮下、肌内、静脉内、硬膜内或关节内注射）
冠周炎	与部分阻生齿相关的软组织感染
牙周韧带	纤维结缔组织围绕牙齿的根部，将其附接到骨上
pH	表示酸度和碱度的方法。 pH标度范围为0 ~ 14，其中7为中性；数字随着碱度的增加而增加，随着酸度的增加而减少
患病率	在特定时间具有特定疾病的人口的比例
身心相关的	涉及精神和身体的；用于描述由精神和身体因素的相互作用引起的疾病
牙髓（牙科）	在牙齿中心的髓腔中的结缔组织的质量。它包含动脉、静脉、淋巴和神经组织
牙髓炎	牙髓的炎症；这种炎症可以是急性或慢性，可逆或不可逆的
牙髓切断术	内科治疗，去除部分牙髓

根的	指牙根
再吸收	生理或病理性原因造成某物质丢失
修复（牙科）	通常称为填充体或冠；当牙科材料用于恢复、重建或替代丧失的牙齿结构时；可以使用各种材料，包括金属合金、树脂、玻璃离子和全瓷
下颌后缩	颅面部解剖异常，颌骨相对于面部骨骼的位置较靠后
Reye综合征	一种罕见的、严重的、可能致命的肝脏和中枢神经系统的疾病，影响儿童；它最常发生在病毒感染后
根管治疗	参见"牙髓病学/牙髓治疗"
根面平整术	在根表面和牙周袋中除去微生物菌群、菌斑、细菌毒素、牙石和受影响的牙骨质或牙本质的操作
橡皮障	当在牙齿上操作术时，放置在牙齿上以隔离操作区域的橡胶
洁治术（牙科）	从牙齿上除去菌斑和牙石的过程
躯体化障碍	心理困扰转变为身体症状
T细胞	主要负责细胞介导免疫的淋巴细胞群
临时修复	将临时修复体放置在牙齿中
颧骨复合体	形成面部突出部分并保护眼眶的一对骨，通常称为颧骨

索引

内 容 提 要

　　《治疗指南》丛书由澳大利亚治疗指南有限公司组织编写，国内相关领域的学者、专家翻译。本丛书在国际治疗指南领域中影响较大，主要提供了相关疾病诊断的定位指导，并阐述了简洁、切实可行的治疗方案，是一套简明实用的临床治疗指南。《治疗指南》中译本共14册，各分册内容在诊断、治疗方面各有呼应，可作为临床医师工作中的必备参考读物。

　　《口腔疾病分册》(原著第2版)介绍了常见口腔疾病的一般表现、基本诊断和治疗，如龋齿、牙周病、急性牙源性感染和唾液腺感染、口腔黏膜病、口面部疾病、口臭等；对口腔科常用药物、处方书写、牙科临床中的医疗紧急情况、伴全身疾病患者的牙科治疗等内容也做了详细介绍。本书内容丰富翔实，突出了新颖性和实用性，是口腔科医师的理想参考书，也可供临床医师、全科医师、社区医师、实习进修医师等参阅。

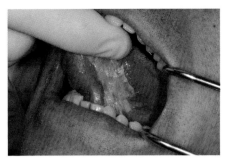

彩图 1　舌腹侧面和口底的白斑

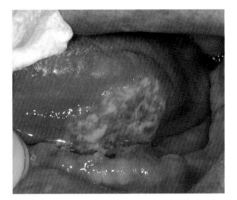

彩图 2　左侧舌腹侧面的鳞状细胞癌

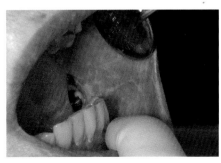

彩图 3　左侧颊黏膜口腔扁平苔藓表现出特征性的白色珠光条纹

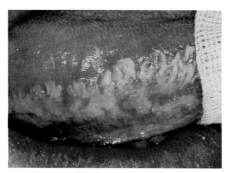

彩图4　舌右侧缘的口腔毛状白斑

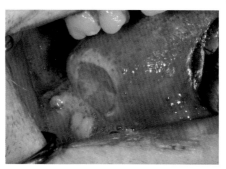

彩图5　舌右后侧缘长期存在的创伤性溃疡